PSICOTERAPIA FENOMENOLÓGICA
FRAGMENTOS DE UMA APRENDIZAGEM

Editora Appris Ltda.
1.ª Edição - Copyright© 2021 da autora
Direitos de Edição Reservados à Editora Appris Ltda.

Nenhuma parte desta obra poderá ser utilizada indevidamente, sem estar de acordo com a Lei nº 9.610/98. Se incorreções forem encontradas, serão de exclusiva responsabilidade de seus organizadores. Foi realizado o Depósito Legal na Fundação Biblioteca Nacional, de acordo com as Leis nos 10.994, de 14/12/2004, e 12.192, de 14/01/2010.

Catalogação na Fonte
Elaborado por: Josefina A. S. Guedes
Bibliotecária CRB 9/870

A959p 2021	Aviz, Maria Izabel de Psicoterapia fenomenológica: fragmentos de uma aprendizagem / Maria Izabel de Aviz. - 1. ed. - Curitiba: Appris, 2021. 113 p.; 21 cm. Inclui bibliografia. ISBN 978-65-250-1541-5 1. Psicoterapia. 2. Fenomenologia. I. Título. CDD – 150.19

Livro de acordo com a normalização técnica da ABNT

Appris editora

Editora e Livraria Appris Ltda.
Av. Manoel Ribas, 2265 – Mercês
Curitiba/PR – CEP: 80810-002
Tel. (41) 3156 - 4731
www.editoraappris.com.br

Printed in Brazil
Impresso no Brasil

Maria Izabel de Aviz

PSICOTERAPIA FENOMENOLÓGICA
FRAGMENTOS DE UMA APRENDIZAGEM

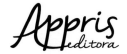

FICHA TÉCNICA

EDITORIAL	Augusto V. de A. Coelho
	Marli Caetano
	Sara C. de Andrade Coelho
COMITÊ EDITORIAL	Andréa Barbosa Gouveia (UFPR)
	Jacques de Lima Ferreira (UP)
	Marilda Aparecida Behrens (PUCPR)
	Ana El Achkar (UNIVERSO/RJ)
	Conrado Moreira Mendes (PUC-MG)
	Eliete Correia dos Santos (UEPB)
	Fabiano Santos (UERJ/IESP)
	Francinete Fernandes de Sousa (UEPB)
	Francisco Carlos Duarte (PUCPR)
	Francisco de Assis (Fiam-Faam, SP, Brasil)
	Juliana Reichert Assunção Tonelli (UEL)
	Maria Aparecida Barbosa (USP)
	Maria Helena Zamora (PUC-Rio)
	Maria Margarida de Andrade (Umack)
	Roque Ismael da Costa Güllich (UFFS)
	Toni Reis (UFPR)
	Valdomiro de Oliveira (UFPR)
	Valério Brusamolin (IFPR)
ASSESSORIA EDITORIAL	Cibele Bastos
REVISÃO	Andrea Bassoto Gatto
PRODUÇÃO EDITORIAL	Bruna Holmen
DIAGRAMAÇÃO	Bruno Ferreira Nascimento
CAPA	Sheila Alves
COMUNICAÇÃO	Carlos Eduardo Pereira
	Débora Nazário
	Karla Pipolo Olegário
LIVRARIAS E EVENTOS	Estevão Misael
GERÊNCIA DE FINANÇAS	Selma Maria Fernandes do Valle
COORDENADORA COMERCIAL	Silvana Vicente

Este livro é o resultado de muitas provocações que recebi das pessoas por mim atendidas em psicoterapia e, principalmente, de um grupo de jovens psicólogos que desejam fazer da Fenomenologia não só um método de trabalho, mas, também, um projeto de vida. A eles e, em especial, a Miriam, que teve coragem de assumir o trabalho e continuar a aprofundar esses estudos, com muita gratidão, dedico este livro.

SUMÁRIO

PARTE 1
APREENDENDO A CLÍNICA FENOMENOLÓGICA 9
  1. INTRODUÇÃO 10
  1.1 O PROCESSO PSICOTERAPÊUTICO 15
  1.2 ESTRUTURA DA PESSOA HUMANA 22
  1.3 A RELAÇÃO INTRAPESSOAL E INTERPESSOAL NA ESTRUTURA HUMANA DO CORPO, DO PSÍQUICO, DO ESPÍRITO E DA ALMA 35
  1.4 REDUÇÃO FENOMENOLÓGICA 49
  1.5 FRAGMENTOS DE UMA OPERACIONALIZAÇÃO DA REDUÇÃO NA CLÍNICA FENOMENOLÓGICA 58
  CONCLUSÃO 68

PARTE 2
GRUPO DE ESTUDOS — TEXTO: FRAGMENTOS DE UMA APRENDIZAGEM DA CLÍNICA FENOMENOLÓGICA 71
  2. INTRODUÇÃO 72
  2.1 APREENDER A DIMENSÃO SUBJETIVA DO SER HUMANO 77
  2.2 APREENDER E CONHECER O REAL VIVIDO 79
  2.3 APREENDER AS RELAÇÕES VITAIS ENTRE CORPO-PSÍQUICO-ESPÍRITO E ALMA DO SER HUMANO 81
  2.4 APREENDER E ENTENDER A ESSÊNCIA DO SER HUMANO .. 83
  2.5 APREENDER A REALIZAR UMA INVESTIGAÇÃO ANTROPOLÓGICA NA SINGULARIDADE E NO SENTIDO COLETIVO QUE A DIMENSÃO SUBJETIVA ASSUME NAS DIFERENTES CULTURAS 85
  2.6 O PROCESSO PSICOTERAPÊUTICO 87
    2.6.1 Objeto da Psicologia: teoria psicológica e fazer psicológico 87
    2.6.2 A dimensão da consciência humana 88

2.6.3 O ser humano na sua totalidade 90
2.6.4 O cuidado psicoterapêutico do ser humano 91
2.7 ESTRUTURA DA PESSOA HUMANA.. 93
2.7.1 A experiência vivida na pessoa humana 93
2.7.2 Vivências do corpo 95
2.7.3 Vivências do psíquico 97
2.7.4 Vivências do espírito 99
2.7.5 Vivências da alma 100
2.8 A RELAÇÃO INTRAPESSOAL E INTERPESSOAL NA ESTRUTURA HUMANA DO CORPO, DO PSÍQUICO, DO ESPÍRITO E DA ALMA 103
2.8.1 Motivação 103
2.8.2 Uso da liberdade 104
2.9 REDUÇÃO FENOMENOLÓGICA 105
2.9.1 Método fenomenológico 105
2.9.2 Distinção entre pessoa e matéria: empatia 108
2.9.3 Ato clínico 108

REFERÊNCIAS 111

PARTE 1
APREENDENDO A CLÍNICA FENOMENOLÓGICA

1. INTRODUÇÃO

Há alguns anos entendi que apreender a clínica fenomenológica é um projeto de vida e que esse projeto dura uma vida toda, num esforço contínuo de apreender a pessoa humana em toda a sua inteireza e plenitude. Esse projeto envolveu-me numa relação profunda e verdadeira com as pessoas na clínica psicológica, pois me propôs a refletir sobre o próprio ato de refletir e me questionar sobre o que é humano naquela relação terapêutica que a mim se apresenta como uma ocasião única de me relacionar com aquela pessoa.

Entendo que a Fenomenologia de Edmund Husserl e de Edith Stein, em vez de ser um tema superado, como querem alguns autores, ainda é um tema amplamente desconhecido no mundo acadêmico e que, nos dias de hoje, tornou-se um exigente instrumento divisor de águas para que se possa entender a essência do que é ser propriamente humano.

Aprendi que não basta a projeção de uma compreensão sobre o real; que também não basta formular o modo como alguém chega a conceber algo; que não basta a interpretação nem a representação do vivido. Aprendi que na clínica psicológica é preciso tomar conhecimento do real vivido pela pessoa ali presente, na medida em que o ato esteja acontecendo para aquela pessoa com a qual estou me relacionando na psicoterapia, pois é ela o sujeito daquela experiência vivida.

Diz um ditado popular que quando queremos ver as estrelas precisamos entrar na escuridão da noite. Da mesma forma, para vermos a vivência de uma pessoa precisamos entrar com ela na escuridão do mundo subjetivo tanto dela como do nosso, e só conseguimos isso se damos crédito ao que ela nos mostra e ouvimos o inaudível que ela nos revela. Assim como a escuridão da noite nos mostra cada estrela com o brilho que lhe é próprio e a acolhemos sem interpretarmos esse brilho, também na clínica fenomenológica não podemos interpretar, nem dar opinião, nem julgar, sejam quais forem as vivências que a pessoa nos relata. A nossa atitude terapêutica tem que ser, obrigatoriamente, de aceitação dos fatos da maneira como nos são relatados, sejam de vivências de amor, sejam de vivências de dor.

Quanto à dimensão subjetiva, aprendi que ela se permite, sim, ser desvendada, quando a compreendemos na estrutura interna constitutiva da pessoa, o que caracteriza como é o ser humano e, ainda, revela-nos que dentre todos os seres viventes no mundo, é o ser humano o único ser vivente que se constitui pessoa. Por isso, podemos compreendê-lo também no contexto da sua estrutura complexa de corpo, psique e espírito, e constatar que essa estrutura está presente em todos os seres humanos sem distinção de raça, cor, cultura, religião, desenvolvimento humano e qualquer outra diferença que possamos encontrar.

É essa estrutura de corpo físico, psicológico e espírito que nos torna o que somos. Como nos mostra Edmund Husserl: "Somos homens, sujeitos de vontade livre, que engrenam ativamente no seu mundo circundante, que constante e conjuntamente o configuram" (HUSSERL, 2006a, p. 20). Não precisamos nos esforçar para aceitar ou rejeitar a subjetividade humana, pois ela é uma estrutura intrínseca fundante do que é verdadeiramente humano. A nós cabe apenas desvendá-la junto àquela pessoa com quem estamos nos relacionando. Essa é uma condição indispensável para que tanto nós nos conheçamos como também para conhecer os outros.

A Fenomenologia de Edmund Husserl toma nas mãos o tema das vivências dos fenômenos com suas relações intrínsecas na pessoa humana em seu mundo-da-vida. É assim que o método fenomenológico nos permite apreender o sujeito e, no mesmo ato, analisar o mundo se formando e a pessoa se desenvolvendo. Esse método não coloca sobre nossos ombros a responsabilidade da cura, mas a responsabilidade do relacionamento sadio com aquela pessoa que nos busca na clínica. É a análise das vivências que nos permite chegar aos aspectos estruturais dos fenômenos humanos tanto no corpo quanto na psique e no espírito, e nos dá os fragmentos essenciais daquela vivência, permitindo àquela pessoa encontrar o sentido de cada um de seus atos. Edmund Husserl nos mostra e comprova em seus estudos, pesquisas e escritos, que todos os atos humanos são intencionais, isto é: todo ato humano tem sentido.

Assim, faremos emergir a precisa identificação da vivência entre corpo, psíquico e espírito na unidade indivisível da pessoa humana. Afirmo, caro leitor, que essa não é uma tarefa fácil, então, por que não acreditar nos estudos feitos com muito rigor e competência pelos filósofos Edmund Husserl e Edith Stein? Eles afirmam que não se pode produzir nada que já não tenha sido colocado em gérmen no homem pela própria natureza. (ALES BELLO, 2015). Nós, psicoterapeutas, não estamos criando nada novo para ajudar a pessoa, estamos apenas tentando evidenciar o que já é próprio e natural no ser humano.

Não se trata de usar bem uma técnica, ou aprender novos métodos, ou saber tudo o que se pode saber sobre determinado assunto. Na psicoterapia, tratamos da vida, por isso trata-se de o psicoterapeuta viver com a outra pessoa a vida humana em seus sentidos particulares para a pessoa presente ali.

Vivenciar com o outro é relacionar-se sem medo, de forma profunda e verdadeira com a pessoa humana. Portanto, o que cabe à Psicologia é aprofundar-se no relacionamento humano sadio e analisar os sentidos das suas vivências, investigando tanto do ponto de vista psicológico quanto do ponto de vista filosófico-fenomenológico e, assim, na clínica, ater-se em particular às psicopatologias que nos possibilitam evidenciar e/ou revelar as dimensões invisíveis, incógnitas, submersas, múltiplas e complexas do ser pessoa humana.

Quando, nas psicoterapias, identificamos as relações vitais entre corpo-psique-espírito na unidade indivisível da pessoa, isso nos permite escapar do posicionamento pseudointelectual, que aponta continuamente a insuficiência das análises realizadas por outros, mantendo-se na abstração e transformando o trabalho intelectual num instrumento de poder para os próprios interesses.

Na clínica fenomenológica também precisamos realizar uma investigação que justifique os fenômenos do ponto de vista antropológico, tanto em relação à singularidade quanto em relação ao sentido coletivo que essa dimensão subjetiva assume nas diferentes culturas, e depois fazer o confronto com as investigações específicas relativas ao campo da Psicologia e da psicopatologia.

O que eu apresento neste momento para você, leitor, tem como base as minhas tentativas de vivências do que a Fenomenologia propõe para as psicoterapias. É o que, mesmo sendo uma principiante nos estudos da Fenomenologia de Edmund Husserl e Edith Stein, arrisco-me a fazer porque, para mim, a Fenomenologia é como uma imensa rede de irrigação de água limpa, que fecunda a nossa prática psicoterapêutica.

Nesse mesmo contexto, também apresentarei outros textos e/ou estudos de outros autores – fenomenólogos, existencialistas, humanistas, filósofos, antropólogos, psicólogos, médicos, sociólogos, teólogos, historiadores, educadores etc. –, que nos ajudam na nossa caminhada de profissionais da Psicologia.

Você não deve ficar preso ao que estou expondo neste livro e nem ao meu modo particular de usar a Fenomenologia nos trabalhos que faço. Você deve encontrar o seu próprio caminho de trabalhar com a Fenomenologia, "cada um do jeito que der conta".

O meu principal objetivo ao elaborar esta obra é facilitar, no que me for possível, o acesso ao "conhecer a fenomenologia", indicando caminhos que, no meu entender, podem nos aproximar mais e melhor dos estudos de Edmund Husserl, criador da Fenomenologia, e, também, dos estudos de Edith Stein, que podem dar a cada leitor as condições necessárias para que possa traçar um caminho próprio no confronto dos dizeres da Fenomenologia com os seus empenhos pessoais, independentemente da área de atuação de cada um ou das suas vivências cotidianas.

Faço um alerta: neste tempo que vivemos é preciso ter coragem e deixarmos na história todas as teorias, programas, técnicas, métodos ou outros conteúdos aprendidos que nos impedem de conhecer o ser humano em toda a sua inteireza e complexidade. Não podemos ter receio de falar de essência, de consciência, de sentido, de espírito e de alma, ou de olhar para a estrutura subjetiva do ser humano – corpo, psique e espírito –, comum a todos nós, e que é fundamental para que os indivíduos humanos, em suas existências delimitadas e variantes, possam ser tomados como pessoas. "Este olhar permite que em nossas análises possamos aceitar a enorme gama de modos do acontecimento da pessoa humana pois, a essência está presente em cada ato da pessoa enquanto possa ser reconhecida justamente como pessoa" (ALES BELLO, 2015, p. 14).

É dentro desse contexto que eu falo em *fragmentos de uma aprendizagem da clínica fenomenológica*. No meu entendimento, até o presente momento, consegui trabalhar com os meus estudos apenas uma pequena fração de um todo, apenas fragmentos da enorme gama de modos do acontecimento da pessoa humana, como nos diz a Prof.ª Dr.ª Angela Ales Bello. E, para minha alegria, esses fragmentos têm me proporcionado a evidência da coisa mesma em seus sentidos, em cada psicoterapia que tenho feito.

As ideias originais aqui expostas jamais teriam vindo à luz para mim sem o estímulo recebido da leitura em português de livros da obra da filósofa, professora e pesquisadora Angela Ales Bello; também das leituras de livros e artigos, conversações e estudos com o professor, psicólogo e amigo Miguel Mahfoud; com os estudos de livros, aulas e conversa com o filósofo e professor Juvenal Savian Filho e, ainda, com os estímulos, conversas, provocações e cuidados fraternos do meu irmão João Braz de Aviz. A minha gratidão é profunda para com cada um deles.

É meu desejo que a Fenomenologia seja uma realidade fecunda não só na nossa vida profissional, mas que frutifique em cultura real, em todas as nossas dimensões humanas, comunitárias e sociais. Coloco-me à disposição de vocês, usando uma frase de Cora Coralina (1889-1985): "Feliz aquele que transfere o que sabe e aprende o que ensina".

Brasília, 2021.

Maria Izabel de Aviz
Mestre em Psicologia
CRP: 01/10262
mabelaviz@gmail.com

1.1 O PROCESSO PSICOTERAPÊUTICO

> *Sem um olhar amplo não se pode apreender o significado e o valor de análises minuciosas e precisas apresentadas pelos fenomenólogos, Edmund Husserl e Edith Stein, comprometendo a aplicabilidade e a atualidade daquele conhecimento.*
>
> (Ales Bello, 2015, p. 9).

O que a Psicologia tem apresentado até aqui nas nossas universidades para a formação do profissional psicólogo não tem sido suficiente para um cuidado eficaz na prática da Psicologia Clínica, nem mesmo para se fazer uma análise real da psique humana. Talvez porque ainda não se tenha esclarecido que a Psicologia Clínica não é uma atividade teórica, mas uma prática, um fazer psicológico que tem por objetivo ajudar o ser humano a se encontrar e a se conhecer. Ou, então, porque a Psicologia Clínica carece de uma fundamentação teórica que sustente toda a sua operacionalidade. Sem essa fundamentação teórica enraizada no que é propriamente humano, a Psicologia fica sem saber qual é o seu objeto. Qual é o objeto da Psicologia? É a técnica? Ou é a vida? É a doença? Ou é a pessoa? Devemos pensar a técnica em termos de resultados? Ou devemos pensar a técnica a serviço do que é humano?

Baseados em nossas vivências da prática psicoterapêutica, todos nós, psicólogos, já sabemos que na clínica psicológica precisamos primeiro reconhecer o que é propriamente humano. Precisamos reconhecer as capacidades, os limites e os valores fundantes do ser humano e só depois usar as técnicas, auxiliando-nos a lidar com a vida como ela é ou como se apresenta para nós.

Sabemos também que não podemos orientar a atuação do psicólogo unicamente na concepção da ciência moderna, que estrutura sua atividade com base em concepções das ciências naturais, e que precisamos buscar reflexões que possam ampliar e justificar as atuações da Psicologia Clínica. Isso para que nós, psicólogos, consigamos mudar o dualismo no paradigma da psicoterapia, mesmo no meio de tanta polêmica.

É bom lembrar que não existe apenas uma ciência, mas que sempre existiram e sempre existirão várias delas, cada uma com sua especificidade e rigor próprios. A ciência é assim; então, principalmente nós, psicoterapeutas, precisamos pedir ajuda à Filosofia e à Antropologia para estimular o nosso senso crítico e argumentativo na área de ciências humanas e, assim, dar ênfase e centralidade à pessoa, tanto no campo educacional quanto no cuidado clínico com ela em nossos consultórios, escolas, comunidades etc. A nossa responsabilidade social nos impõe essa tarefa.

O ser humano não pode ser reduzido ao funcionamento cerebral ou apenas compreendido pelo funcionamento corporal ou psíquico. Ele é muito maior em potencialidades que ainda sequer temos ideia de quais sejam. Para ampliar a compreensão da clínica psicológica e aprofundar as possibilidades de compreensão do ser humano devemos ter a firme convicção, vinda da nossa prática, de que o ser humano é uma unidade complexa e estratificada. E para que consigamos entrar nessa unidade precisamos ampliar o nosso olhar sobre ela e estabelecer uma nova base sobre a qual a psicoterapia deve não somente se apoiar, mas também construir a sua nova fundamentação teórica e a sua nova operacionalização, nas mais diversas propostas psicoterápicas.

Sabemos ser verdade que não podemos conhecer tudo. O importante é que, ao conhecermos uma parte, tenhamos a consciência de que se trata justamente de uma parte, e que nessa parte existem fundamentos a serem reconhecidos. Se é assim, não se faz ciência humana sem que se saiba o que é o ser humano. Esse é o fundamento para a Psicologia. Portanto, agora é hora de nos perguntarmos: atualmente, existem instrumentos que possibilitam conhecer o ser humano? De modo muito simples, sem qualquer pretensão, respondo a essa pergunta com a minha prática, sugerindo que a Fenomenologia de Edmund Husserl nos ajude na difícil tarefa de operacionalizar a clínica psicológica. Para ele, a Fenomenologia não é um fato empírico, é uma ciência rigorosa como análise descritiva das essências daquilo que se manifesta à consciência como fenômeno.

Cada ato vivido pelo ser humano, segundo a Fenomenologia de Edmund Husserl, distingue, mas não separa, o ato de consciência voltado para o objeto e o modo como esse objeto está presente na consciência como conteúdo. Esse movimento é a primeira parte da redução fenomenológica, ou *epoché*, instrumento da Fenomenologia que nos permite perceber, focar, observar e conhecer o ser humano em sua inteireza.

Edmund Husserl mostra de diversas formas que, se a consciência descritiva dos fenômenos vividos é espírito, então a consciência não pode ser investigada pelo método experimental, natural, exato, com medidas; ela deve ser investigada com o rigor da Filosofia e da Antropologia, porque a consciência não pode ser naturalizada ou reduzida. Para a Fenomenologia, a consciência é caracterizada pelas vivências, por meio de atos vividos, intencionais e qualitativos. A tarefa da Fenomenologia é identificar as vivências que fundamentam o conhecimento.

A clínica fenomenológica nos possibilita olhar para a pessoa humana como um ser unitário, um ser que ao mesmo tempo é espírito e matéria, que se encontra como ponto de união entre as dimensões psicofísico e espiritual. A unidade do ser humano, de um lado, é o seu constitutivo; de outro, tem que ser conquistada como meta de sua relação plena (MANGANARO, 2016).

Para mim, desde que comecei a conhecer a redução fenomenológica, ela se tornou o método de estudo e pesquisa nas psicoterapias que faço. No início desse estudo, chegar a cada vivência originária interna da pessoa na sua experiência vivida no mundo real foi muito difícil, principalmente porque eu levava o método "ao pé da letra", ou seja, da maneira como particularmente o tinha entendido, sem considerar o conhecimento da estrutura físico-psicológica e espiritual de cada ser humano.

Desde então passei a priorizar a pessoa em todas as suas vivências, fossem elas positivas ou negativas, focadas no corpo, na psique ou no espírito. A partir daí compreendi que o sofrimento das pessoas, por exemplo, não é doença, é vivência, é vida vivida, por isso não precisava me apegar aos diagnósticos prontos para saber como agir em cada atendimento que fazia.

Precisava, sim, colocar-me junto àquela pessoa e vivenciar com ela; precisava acolher a sua "loucura" e pensar junto as estratégias para clarear a situação vivida, reconhecendo-me no existir daquela pessoa, para poder encontrar como a pessoa que me buscava tinha dado conta daquela vivência. E tudo o que eu pude entender até agora me diz que o esforço da Fenomenologia de Husserl sempre foi para o diálogo num horizonte aberto, mantendo continuadamente um novo olhar que acolhe as possibilidades e, principalmente, entendendo o modo como aquela pessoa está se colocando no seu mundo-da-vida.

Como, então, desenvolver um processo psicoterápico nas diferentes abordagens psicológicas que atenda verdadeiramente as necessidades da pessoa humana? E, também, como fazer para que a própria pessoa que busca a psicoterapia tenha o conhecimento de como construiu o sentido das suas vivências? Ouso responder a essas perguntas propondo a nós, psicoterapeutas, que conheçamos, em primeiro lugar, o para que da Psicologia e também o para que da psicoterapia. Depois, que apreendamos como se constitui a pessoa humana. Proponho, ainda, que pesquisemos e cheguemos a uma definição do que é propriamente humano e que conheçamos mais e melhor a estrutura subjetiva do ser humano sem ideias preconcebidas. É esse o propósito de eu apresentar aqui, mesmo em fragmentos, a antropologia filosófica de Edmund Husserl e Edith Stein, como um dos instrumentos que torna possível a investigação do ser humano em sua totalidade.

Conhecer qual é a estrutura constitutiva, fundamental e essencial do ser humano exige que se entre na sua subjetividade, na qual estão os aspectos da sua singularidade e também da sua universalidade no encontro profundo das suas vivências. Para a Fenomenologia, estes dois aspectos da pessoa humana: de ser único e, ao mesmo tempo, ser universal, apresentam-se como conhecimento interno, conhecimento externo e também sentido, essenciais à pessoa humana.

Com esse entendimento, o cuidado terapêutico exige que o psicoterapeuta saia da zona de conforto do que já aprendeu, mesmo tendo ele se especializado em qualquer que seja o estudo, a pesquisa, a ideia, ou afirmação sobre o ser humano, e se coloque junto à pessoa, em seu vivido, sem interferir, sem impor ou cobrar o que quer que seja. O cuidado terapêutico exige que o psicoterapeuta tome a vivência do jeito como ela se dá naquela pessoa, naquele momento em que ela está sendo por ele atendida. Isso porque, mesmo todos os seres humanos tendo a mesma estrutura subjetiva, cada ser humano ativa sua estrutura cada vez de maneira diferente e pessoal.

Veja, caro leitor, como esse proceder do psicoterapeuta muda de forma radical a relação psicoterapeuta x paciente que aprendemos nas universidades. Por isso, para que o psicoterapeuta possa adentrar a estrutura própria daquela pessoa que o procura em psicoterapia, terá que entrar no território da sua subjetividade, com um instrumento que o ajude a se desvencilhar de técnicas ou métodos que agem sobre o processo psicoterapêutico como verdadeiras camisas de força e impedem que o real vivido venha à consciência da pessoa que busca a ajuda terapêutica.

Para esse trabalho, Edmund Husserl nos propõem a redução fenomenológica. Essa foi a grande contribuição de Husserl para a psicoterapia, como também para toda ciência humana. Ele propôs às Ciências Humanas e, em especial, à Psicologia, a redução fenomenológica, ou *epoché*, como um estilo de pesquisa. Nela, o psicoterapeuta reconhece a vivência com uma surpreendente simplicidade de forma e evidencia, ao mesmo tempo, os próprios recursos e o próprio eu da pessoa atendida. Como nos mostra o filósofo e professor Juvenal Savian Filho, no livro *Psicologia com alma*:

> A atitude fundamental do método fenomenológico é a de reter o nosso julgamento sobre cada coisa estudada, sem nos comprometermos com nenhuma explicação sobre ela, até chegar ao que há de evidente na respectiva coisa. A essa atitude dá-se o nome de epoché, termo grego que significa justamente retenção, suspensão, parada. O que devem ser parados

são os pensamentos e sua tendência a já fornecer explicações sobre a coisa investigada, antes mesmo de encontrar o que há de evidente e inquestionável a respeito dessa coisa. Ora o que há de evidente e inquestionável é sempre o modo como a coisa aparece para nós. Podemos questionar as explicações dadas sobre a coisa, mas não a sua aparição para nós. A essa percepção de algo com evidência é que, em fenomenologia dá-se o nome de experiência ou; vivência; e, na busca dessas experiências ou percepções de algo com evidência, Husserl foi radical. (SAVIAN FILHO, 2019, p. 32).

Com a *epoché* ou redução fenomenológica, tanto Husserl como Edith Stein têm o objetivo de compreender como é feita a natureza, como são feitos os seres humanos e quais são as relações que se estabelecem entre eles e, também, entre os seres humanos e a natureza. Seus cuidados foram muito rígidos para não correrem o risco de ser apenas uma construção conceitual do tipo especulativo.

Edmund Husserl (1859-1938) e Edith Stein (1891-1942) procuraram conhecer o ser humano em sua estrutura essencial e originária, ou seja, em sua estrutura ontológica. Eles estudaram o ser humano por meio do método fenomenológico, buscando um conhecimento que fosse realizado com precisão e rigor. Partiram da análise das vivências e constataram que os seres humanos são constituídos por três dimensões, corpo, psique e espírito, e que, por terem uma estrutura pessoal, diferenciam-se de todos os outros seres da natureza. Constataram, também, que o ser humano pode refletir sobre si mesmo, pode ser o sujeito e o objeto da sua própria reflexão, e que todas as pessoas possuem as mesmas dimensões humanas, sendo possível reconhecer, por meio das vivências, as bases fundamentais da estrutura da pessoa humana. E verificaram, ainda, que a pessoa humana se dá conta daquilo que lhe acontece e também daquilo que acontece ao seu redor; que seu corpo é um corpo vivente porque tem matéria, forma e psique; e que registra em sua consciência atos de vivência de três qualidades: perceptivos, psíquicos e intelectivos e volitivos (SBERGA, 2014).

Angela Ales Bello nos ajuda esclarecendo que, com a redução fenomenológica, Husserl tem o objetivo de compreender em profundidade o mundo das práxis em que estamos inseridos para chegarmos às operações humanas que o tornam possível; e que ele distingue claramente o conceito de vivência, ou vivido, da representação e da sensação, tomando a vivência como âmbito intermediário entre o eu puro e o objeto no sujeito, mas não no âmbito da empiria (ALES BELLO, 2015).

Husserl insiste que o problema da Ciência é o método que a própria ciência utiliza para tomar conhecimento do real no ser humano, e afirma que isso só é possível na medida em que o real esteja presente para o sujeito da experiência, na vivência; isso porque somos nós, seres humanos, sujeitos de vontade livre, que constante e conjuntamente configuramos o mundo que nos circunda. Ainda, ele olha para a Psicologia como uma ciência específica, que tem por base uma humanidade autêntica, congregada nas tarefas infinitas de realização da razão, e mostra que não somos condicionados para sempre: "Tarefas essas, que jamais poderão alcançar uma forma final e definitiva para que sejam aptas a uma repetição regular ou para uma imitação sem critério" (HUSSERL, 2006a, p. 24).

Por isso, o mais importante na psicoterapia não é o método ou a técnica ou até mesmo o que é medido de alguma forma, mas o ato de descobrir com a pessoa atendida como ela deu conta de configurar aquela vivência. A psique humana é muito mais complexa do que a tão famosa técnica de aproximar o mundo animal do mundo humano. A psique humana não tem só estímulo, tem também percepção, e a percepção é a primeira operação da atividade intelectual.

1.2 ESTRUTURA DA PESSOA HUMANA

A partir de agora, ao estudarmos a estrutura da pessoa humana de forma um pouco mais específica, veremos a Antropologia de Edmund Husserl e de Edith Stein como o fundamento dos processos psíquicos. Essa observação é importante porque muitos autores pertencem à fenomenologia, mas não falam a mesma coisa em relação ao que Husserl e Stein propõem. Por exemplo: confundem consciência e psique; limitam o conceito de vivência a vividos de conteúdo egológico; também falam coisas diferentes sobre a causalidade psíquica, sobre a interioridade como ponto de partida, sobre a percepção interna e ilusão, sobre as concepções de força vital e Psicologia, sobre a formação das capacidades e outros. A Fenomenologia é descrição, é ciência do fenômeno, ou seja, é descrição do ser enquanto ele se manifesta.

Na época de Husserl e Edith Stein havia um grande debate para se compreender o que eram as Ciências do Espírito e o que eram as atividades da Psicologia. Naquele momento foi muito discutido como era a nova ciência da Psicologia que estava surgindo. Edith Stein escreve o livro *Psicologia e ciências do espírito*, com o qual contribui com diversas argumentações e cita vários autores, apontando importantes discordâncias em relação ao positivismo do seu tempo, que pensava em utilizar a Psicologia para compreender até mesmo as Ciências do Espírito. Com argumentações muito precisas, Edith Stein demonstra que a dimensão do espírito é uma dimensão diferente da psique e acentua a fundamentação da Psicologia como Ciência, entre as Ciências Naturais e a Ciências do Espírito; isso porque a estrutura da pessoa humana é muito complexa (ALES BELLO, 2015).

Nos dias de hoje temos vários autores e pesquisadores rigorosos que também apresentam obras fundamentais para o estudo da Psicologia. Muitos deles estão citados nas referências usadas para embasar este estudo.

Tanto Husserl como Edith Stein afirmam que existem diferenças importantes entre Psicologia e Ciências da Natureza e também entre Psicologia e Ciências do Espírito. Eles propõem restabelecer as conexões perdidas entre racionalidade e vida e, assim, fazer também para o Homem o que as Ciências Matemáticas já fizeram para a Natureza, seguindo a forma peculiar da racionalidade prática, imperativa e não apenas assertiva. Mas, para isso, é necessário deixar de lado o estreitamento da racionalidade científica e a compreensão unilateral metodologicamente moldada. Eles nos dão um fundamento Antropológico Filosófico e Fenomenológico para as Ciências Humanas e nos impulsionam a dar a forma de uma cultura racional à vida ética individual e comunitária indo aos problemas mais fundos da subjetividade e da vida humana como um todo.

Ales Bello, em suas diversas falas e escritos, continuamente nos adverte:

> As ciências humanas não podem se constituir efetivamente sem a apreensão adequada do que vem a ser a dimensão espiritual em sua relação com a psique e com a corporeidade. Assim também a Psicologia não poderá, adequadamente, se constituir como psicologia humana sem considerar a dimensão psicológica em suas conexões com a dimensão espiritual. (ALES BELLO, 2006, p. 15).

A partir dessas considerações, podemos entender que a Fenomenologia não doa a Psicologia somente os instrumentos para a compreensão do ser humano na sua totalidade e complexidade, mas também aproxima dela a Filosofia, que diz como é feito o ser humano com o qual a Psicologia trabalha. Sabemos que não é mais suficiente a nós, psicoterapeutas, observar comportamentos, hábitos, aspectos mecânicos ou um olhar superficial sobre relatos para entender o que acontece com as pessoas que nos procuram.

Quando Husserl nos chama atenção sobre o nosso mundo espiritual não considera o termo espírito como puramente um espírito, como é comum nós entendermos, nem considera o termo espírito no sentido religioso. Ele nos diz que o mundo que nos circunda é um conceito que tem o seu lugar exclusivamente na nossa esfera espiritual, é uma formação espiritual em nós e na nossa vida histórica (HUSSERL, 2006a). Ele considera que a essência peculiar do espiritual exprime-se na interioridade da vida de consciência e ela não reside em nenhuma explicação racional a partir de fundamentos *a priori*. Ele considera

> [...] que cada realidade espiritual singular tem sua interioridade, tem uma vida de consciência em si mesma fechada, referida a um eu, enquanto polo que, por assim dizer, centraliza todos os atos de consciência singulares, pelo que estes atos estão numa conexão de motivação. (HUSSERL, 2006a, p. 24).

Isso quer dizer que, para uma efetiva racionalização do empírico, exige-se um regresso às leis de essência, ao que é específico do espírito, às coisas mesmas enquanto mundo das interioridades, ao sentido original, que põe a humanidade autêntica na rota de uma progressão ilimitada em direção a um polo que reside no infinito (HUSSERL, 2006a).

A nossa preocupação aqui é buscar, com o leitor, um pouco mais de clareza sobre o que Husserl e Stein propõem para a Psicologia sobre a estrutura da pessoa humana. Por isso peço a você, leitor, que não fique preso aos erros que porventura identificar neste texto, porque, com certeza, eles poderão atrapalhar sua compreensão. Procure fixar sua atenção no sentido e nas provocações do texto que poderão ajudar muito no entendimento do que é a Fenomenologia de Edmund Husserl em sua originalidade.

Peço, também, que você leve em conta o esforço e a doação dos autores aqui citados e de muitos outros fenomenólogos brasileiros e estrangeiros, que se esforçam, com muita dedicação, para nos trazer os ensinamentos da Fenomenologia. Foi com a Fenomenologia que pude apreender que, para a pessoa humana, o desconforto é necessário porque está atrelado ao crescimento espiritual. Então, sentir-se limitado, caro leitor, faz parte do crescimento humano. Obrigada pela compreensão.

Vimos que a grande novidade da proposta de Husserl é a de analisar o ser humano a partir da experiência vivida, ou seja, a partir da vivência. Na relação que se estabelece entre o psicoterapeuta e a pessoa atendida, se usarmos a abstenção de juízos preconcebidos para ter acesso a esse vivido e aos significados puros com os quais a pessoa atendida deu conta de configurar o mundo a sua volta, teremos o que as coisas são e o que mostram de si mesmas. Esse mostrar-se ou doar-se das coisas mesmas revela o que elas são; ainda, essas essências são coisas que entram na composição de cada pessoa. Por isso, não há coisa em si diferente de fenômeno ou daquilo que se mostra, e todo fenômeno tem sentido. Agora podemos perguntar: como é a estrutura humana? E qual é o sentido dela?

Para ajudar a Psicologia nas atuais e enormes implicações das teorias psicológicas, e também para ajudar o fazer psicoterapêutico no modo de abordar todos os seres humanos, Edmund Husserl propôs a Fenomenologia, que faz da análise das vivências um fundamento da ciência. O ponto de partida da Fenomenologia é a experiência marcada pelas evidências. O cuidado que nos pede Husserl é a percepção dos distintos tipos de essência das realidades naturais e espirituais da vida humana. Esse cuidado que ele nos propõe é um critério metodológico intuitivo em que as vivências, por meio da análise, doam o seu conteúdo, que explicita as diferentes modalidades qualitativas que lhes pertencem.

Os professores doutores da Universidade de São Paulo, Maria Aparecida Bicudo e Andreas Antunez, no livro *Fenomenologia, psicopatologia e neurociências: e a consciência?*, trazem mais clareza às relações entre Ciência, Fenomenologia e Psicologia, oferecendo à sociedade os resultados das pesquisas realizadas.

Nesse estudo, são muito importantes os relatos sobre a análise fenomenológica, que nos mostram ser possível compreender o corpo humano não apenas como cérebro e neurônios que comandam todas as funções corporais, mas também como um ser que sabe o que faz, que se dá conta de seus raciocínios estabelecendo conexões entre dados, julgando decisões possíveis e se percebendo no sentir e agir de modo aprofundado, tudo isso é possível ao ser humano porque se entende como corpo vivente. Na busca de compreender a corporeidade humana, como ela é estruturada e como se mostra vivente, percebe-se, ainda, que o corpo vivente traz consigo uma força intencional que o coloca sempre em movimento em direção a algo que queira fazer no ambiente em que se encontra. (BICUDO; ANTUNEZ, 2016).

Já Edith Stein faz da fenomenologia uma das bases sobre as quais formula as questões filosóficas sobre o ser humano e procura compreendê-lo em sua estrutura essencial: corpo, psique e espírito. E, ainda, que o ser humano deve, no decorrer da sua vida, desenvolver-se e aprimorar-se para se tornar aquilo para o qual foi chamado a ser.

O ser humano, porque tem a psique e o espírito, tem a possibilidade, com sua mente, de experimentar toda a sua corporeidade e pode sentir seus próprios membros. Por ser consciente do seu corpo pode conhecer suas emoções e sentimentos e, principalmente, conhecer que esses atos são possíveis porque, além do corpo, da psique e do espírito, ele, o ser humano, tem a alma. Husserl não nega a existência do mundo externo, une esses dois polos e afirma que só podemos analisar a consciência em ato, pois ela sempre se põe em movimento com conteúdo. Numa aula proferida na Universidade Federal de Minas Gerais, sobre a Filosofia do ser de Edith Stein, o Prof. Juvenal Savian Filho mostrou com clareza o que dissemos anteriormente:

> Husserl, sai da filosofia de representação e muda de maneira radical o discurso sobre a consciência. Para ele a consciência é como se fosse um olho que está sempre em atividade, não como um disparador de captar as imagens, mas é sempre em relação porque é um ato, não é uma coisa. Para ele fenomenologia é uma tentativa de descrever, da maneira mais rigorosa, as atividades da consciência. (SAVIAN FILHO, 2017, s/p).

A universalidade da estrutura da pessoa humana não é uma posição teórica, é um fato. E essa estrutura diz-nos como é o ser humano e como podemos abordar sua subjetividade, pois todos nós nos reconhecemos iguais nessa estrutura e diferentes na nossa singularidade.

Nessa abordagem mais aprofundada da Fenomenologia, é possível investigar a consciência porque ela é relação, é atividade; ela não é um depósito, nem um lugar. O ato da consciência é o ato que dá a origem da relação. A consciência é também relação e reação do indivíduo a tudo o que se apresenta para ele. A consciência é o que está se passando agora, é uma relação intelectual ou sensível com alguma coisa; por exemplo, o eu estabelece uma relação específica com uma cadeira ou com um cheiro. Assim, consciência, em Husserl, é atividade, e é como atividade que ela precisa ser investigada. A consciência é uma dimensão sob a qual nós registramos todos os atos que estamos realizando, sejam eles atos perceptivos ou atos reflexivos. E tem a capacidade de perceber e registrar tudo aquilo que realiza e de se dar conta de que está em relação, no ato da percepção e do ato que realiza (SAVIAN FILHO, 2017).

Veja, caro leitor, não estamos falando aqui de consciência moral. Até hoje, quando se fala do conceito de consciência, deparamo-nos com várias definições, por isso, sempre precisamos esclarecer como esse termo está sendo usado pela Fenomenologia. Na Fenomenologia de Edmund Husserl, a consciência que acessamos é apenas descritiva.

Husserl e Stein sempre mostraram de forma simples e natural o que acontece com o ser humano e sempre partiram do que é considerado normal. É muito importante entender que somos uma unidade psicossomática e que existe uma integração sistêmica inseparável entre o que chamamos de dimensões física, biológica, fisiológica, mental, psíquica, espiritual, anímica, alma e quaisquer outras categorizações que as diversas teorias quiserem propor. Tudo isso está interligado. E tudo isso deve ser levado em conta num processo de psicoterapia e aperfeiçoamento pessoal.

É o entendimento dessa unidade no ser humano, o que leva a compreender que o sofrimento, a doença, o desequilíbrio, não se curam só com recursos internos, como o pensamento e a vontade, nem só com recursos externos, como terapias e medicamentos, mas também com a sistêmica e harmoniosa parceria entre todos esses recursos, respeitando a realidade da unidade psicossomática e espiritual da pessoa humana.

Husserl iniciou sua análise do ser humano com a pergunta: como é feito esse ser humano que busca sentido? Ele partiu da relação do sujeito humano com o mundo externo e consigo mesmo e, assim, pôde afirmar que o ser humano, por meio da percepção, capta o sentido das tantas coisas que aparecem para ele e que, quando percebe, tem a vivência da percepção e a consciência imediata de perceber. Ele analisa o sujeito humano sobre quem se faz uma reflexão, refletindo e dizendo quem é. Dessa forma, afirma que o sujeito humano é capaz de saber que realiza atos perceptivos e de refletir sobre eles. E concluiu que o sujeito humano percebe o ato, registra esse ato dentro de si como vivência, na consciência imediata, como busca de sentido e que além dos atos de perceber, que são atos de vivência, percebe que tem uma consciência que registra o ato de conhecer por meio dos atos espirituais do intelecto, vontade e razão (SBERGA, 2014).

Resumindo, em Husserl o ser humano é analisado no seu aspecto vital, que é a sua alma; também no seu corpo vivenciado, por meio da percepção dos cinco sentidos; na sua psique, a partir da função perceptiva dos atos de reação emotiva e afetiva; no seu espírito, por meio das funções: intelectual, vontade e valores, nos atos que controlamos com nossas escolhas. É essa estrutura de abertura, encarnada e acionada pelo ser humano que na Fenomenologia recebe o nome de alma.

Então, o que acontece quando fazemos essa conversão para a subjetividade com a redução fenomenológica na pessoa humana? Compreendemos que a subjetividade agora é objetividade transcendental; que o transcendental não se confunde com o que está fora, mas nos faz conhecer o que está fora de nós porque coloca em evidência a vivência e perde o mundo objetivo, firmando-se no si mesmo. Assim, resume-se a essência dos dois polos correlativos da subjetividade e da objetividade constitutiva da consciência.

Compreendemos, também, que o ser humano tem uma estrutura transcendental que inclui todas as vivências da pessoa como eu transcendental, que não derivam do mundo porque sua base são as vivências, mas servem para conhecer o mundo.

Compreender aqui é o mesmo que dizer: reviver em nós o processo dentro e fora, o que está a nossa volta e, também, o conhecer a nossa própria experiência interna, que transcende o mundo e serve para conhecer o mundo.

Ao fazer a conversão para a nossa subjetividade com a redução fenomenológica transcendental nós conhecemos a nossa estrutura humana e obtemos o nosso autoconhecimento. É importante lembrar aqui que existem coisas que o ser humano não conhece, mas existem coisas que só o ser humano pode conhecer, como prestar atenção e conhecer o mundo a sua volta estando consciente dos próprios recursos e do próprio eu.

"O significado não está na consciência como parte constituinte, mas como correlato intencional do como o que na consciência é compreendido." (MANGANARO, 2016, p. 34), por exemplo: os símbolos que podemos usar durante o processo psicoterápico para ajudar a pessoa atendida a clarear a vivência em foco, não fazem parte da vivência analisada. Por isso, Husserl distingue os dois aspectos da consciência na redução fenomenológica: a sua qualidade intencional e a análise das vivências. "Um é aquele para o qual a consciência é uma realidade, ou seja, um complexo de fatos psíquicos que se tornam um real devir; o outro é aquele pelo qual os fatos de consciência surgem, um objeto está presente" (MANGANARO, 2016, p. 35). Por exemplo: cada um de nós percebe de maneira diferente os sons e as cores, porque não são constituintes da pessoa humana, como são constituintes as emoções ou uma sensação tátil, que são partes da consciência e de suas vivências.

Husserl chama de noesi o ato de consciência real (ato de perceber) e de noema (o objeto da percepção) aquilo que é presente à consciência e aquilo para o qual a consciência está aberta. Ele propõe o exercício da redução fenomenológica, o *epoché*, como uma livre busca da verdade e do seu sentido. A questão do método (caminho) está relacionada para a conversão do olhar e para a libertação dos preconceitos, o que nos impede de admitir afirmações de coisas enquanto existentes não justificadas pela evidência dos fenômenos.

Veja, caro leitor, como isso é importante se queremos construir uma operacionalização para a Psicologia. Patrícia Manganaro nos explicita isso de forma admirável no livro *Fenomenologia da relação*, por meio dos ensinamentos de Edith Stein. A relação intrapessoal não é separada da relação interpessoal, isto é, não eu, mas, nós vivemos, nós sabemos viver, nós sabemos com profunda certeza. Trata-se de uma interioridade aberta para a outra pessoa e também para o grande Outro que é Deus, a Verdade (MANGANARO, 2016).

A meu ver, o que aqui estou expondo, além de motivar a Psicologia como uma ciência específica a construir para si uma fundamentação filosófica antropológica sobre o ser humano, leva a nós, psicoterapeutas, a querer conhecer com profundidade como é a estrutura complexa da pessoa humana e construir um fazer psicológico, ou uma prática clínica, com uma fundamentação teórica que sustente toda a sua operacionalidade e nos permita ajudar o ser humano a se conhecer e se desenvolver harmoniosamente.

O alargamento do nosso horizonte é muito importante e necessário para que possamos compreender a totalidade do que Edmund Husserl e Edith Stein nos propõem. Por meio das vivências podemos desenvolver o caminho da antropologia, das ciências da natureza ou do mundo físico e podemos, ainda, perguntar como se conhece o ser humano, considerando que certos atos são essenciais na experiência humana e que somente o estudo da psique não é suficiente para se formular a Psicologia como ciência e como prática profissional.

Se compreendemos isso, começa a se delinear para nós que, dentro da Psicologia, é fundamental e necessário considerar também a dimensão espiritual do ser humano para que possamos considerar, por exemplo, como a pessoa consegue tomar uma posição propriamente pessoal mesmo dentro de relações fragmentadas? Ou como a pessoa pode chegar à potência desse tipo? E tantos outros questionamentos que podemos fazer para dar conta do que as pessoas que buscam a nossa ajuda nos impõem.

O entendimento sobre o ser humano como um todo deve ser a base do fazer psicológico. Essa é uma tarefa urgente para o psicólogo que se propõe a fazer a psicoterapia. O cuidado terapêutico exige, ainda, aliar a essa tarefa o pensar sobre a existência humana e o sentido último que pode ser conferido ao ser humano.

Não cabe mais ao psicoterapeuta usar do poder e da autoridade, como no século 19, para dizer ao paciente o que é melhor para se livrar dos problemas que o afligem. Agora, no século 21, é urgente e necessário que o psicoterapeuta construa, com autonomia e responsabilidade, junto à pessoa atendida, o melhor caminho para que ela se desenvolva e se aprimore em sua humanidade, num ambiente que colabore para sua completa formação. Esse esforço humano do psicoterapeuta de captar o singular e o universal na pessoa humana é o que Edmund Husserl propõe à psicopatologia.

A atitude natural (assim como ela se dá em mim) não é alterada pelas interpretações, ou sugestões, ou julgamentos, ou métodos ou técnicas que o psicoterapeuta propõe, porque a missão da vida humana é um exercício de liberdade. Para isso, a Fenomenologia propõe a análise das vivências, que nos diz que precisamos adentrar o mundo de caráter físico e nos darmos conta de que nós podemos conhecer também o mundo humano por meio da nossa interioridade, e perceber que o mundo físico permanece sempre externo a nós, transcendente, fora de nós, mas que com ele temos um vínculo, que é a nossa corporeidade. O nosso corpo, além de vivente, tem matéria, tem estímulos, e é veículo de percepção, que é um ato integrado.

O filósofo e professor Juvenal Savian Filho nos mostra, no livro *Psicologia com alma*, como é difícil para nós, seres humanos, experimentarmos a matéria nela mesma.

> Falar da matéria nela mesma é um procedimento mais metafísico do que empírico. No tocante à matéria, pouco importa, em fenomenologia, saber que ela é composta de carbono. O que importa é chegar a experiência direta, evidente, inquestionável, que justifique falar de matéria. O ponto de honra da fenomenologia não é dar explicação ou interpretação,

> mas descrever o modo como nos relacionamos com tudo e isso significa entender como as coisas aparecem para nós e como as dotamos de sentido: nesse ponto não há interpretação. (SAVIAN FILHO, 2019, p. 34).

Se prestarmos atenção vamos perceber que as teorias científicas não são dotadas de evidência, no sentido de experiências diretas ou intuições, e nem são necessariamente insubstituíveis. O fenomenólogo sempre vai concentrar-se no modo como as coisas aparecem para ele, vai permanecer no registro da Fenomenologia sem deixar de se concentrar na evidência da aparição das coisas à consciência para explicar o que as coisas são ou por que elas são como são. A Fenomenologia não se compromete com a explicação das coisas, ela busca a experiência ou a vivência que permita falar de matéria e concentra-se na descrição dessa experiência.

Na redução fenomenológica cabe ao psicólogo perceber o corpo humano considerando-o como porção da matéria, pois o que há são experiências de pessoas singulares.

> Passar dessa experiência à afirmação da existência do composto corpo-alma é um desafio que só pode ser legitimado por um único processo: identificar experiências que justifiquem tal afirmação, quer dizer, que levem a descrever o ser humano como um composto de corpo e alma, ou em outras palavras, como uma unidade corpo-alma. O ponto de partida fenomenológico, como já insistimos, é a experiência marcada por evidências. (SAVIAN FILHO, 2019, p. 36).

Edith Stein, em sua antropologia filosófica, ao analisar o ser humano, faz uma descrição da estrutura que se revela na experiência, identificando o que o ser humano tem em comum com os outros seres e também o que o ser humano tem de próprio. Ela encontrou um modo de descrever a materialidade, identificando três características que sempre aparecem em tudo o que chamamos de material, fazendo, assim, uma fenomenologia da matéria. Essas coisas materiais singulares são: a individualidade; o ser algo formado e não uniforme; e ser captável por meio dos cinco sentidos. Desse modo, tudo o que chamamos de material é experimentado como algo individual, fechado em si mesmo, isto é, forma uma unidade, é único, é algo determinado. Sempre percebemos seres individuais com uma identidade própria por meio de nossos cinco sentidos.

A sensibilidade, a forma e a individualidade são características que aparecem no modo como as coisas se mostram a nós em tudo que tem um corpo, em tudo que seja uma porção de matéria; a esse nível de materialidade a Fenomenologia chama de corporeidade. É na relação do sujeito com as coisas que essas características aparecem. Esse é o cuidado da Fenomenologia para não se transformar em apenas mais uma visão metafísica ou uma explicação científica.

Juvenal Savian Filho, no livro *Psicologia com alma*, mostra-nos com muita clareza a descrição do ser humano como corpo-alma segundo o pensamento de Edith Stein:

> A observação da corporeidade dos entes materiais permite sofisticar a descrição deles, porque podemos dividi-los em dois reinos: aqueles entes que mostram ser resultados de fatores externos (o clima, o espaço, o atrito, o distanciamento, etc.) e aqueles entes cujo modo de ser, embora também determinado por fatores externos, brota de dentro deles mesmos. Esse movimento que brota de dentro de alguns entes materiais é observável de modo especial no ser humano, porém está também em outros seres, como no reino vegetal e no reino animal. Apenas os minerais são entes que resultam inteiramente de fatores externos. (SAVIAN FILHO, 2019, p. 38).

No reino mineral, os entes resultam inteiramente de fatores externos, mas possuem um modo de ser ou uma estrutura própria, uma estrutura inteligível; mas os minerais não revelam o mesmo dinamismo que brota do interior das plantas, dos animais não racionais e dos seres humanos. Os minerais não possuem o dinamismo responsável pela conservação desses entes específicos, por isso os minerais continuam a existir por razões que não brotam deles (as pedras, por exemplo). No entanto, as plantas, os animais e o ser humano deixam de existir quando acaba ou cessa o movimento, (movimento é entendido aqui como transformação, entrada em novas maneiras de ser) que brota de seu interior.

Os minerais também têm movimento porque também se transformam, mas seu movimento vem sempre de fora, sua existência é inteiramente determinada por fatores externos. No vegetal, no animal e no ser humano, o movimento vem sempre de dentro; a complexidade desses entes é muito maior que a dos minerais. Vir de dentro não tem o sentido de lugar, ou de algo que está em um ponto dentro do corpo. Vir de dentro significa que o princípio do movimento ou da transformação está no próprio ente. É um princípio que age dentro e é inseparável do ente agindo em sua totalidade. Podemos nomear esse movimento e chamá-lo de vida. Esse fenômeno do movimento nos permite nos aproximarmos dos confins do ser humano e da sua complexidade. (SAVIAN FILHO, 2019).

1.3 A RELAÇÃO INTRAPESSOAL E INTERPESSOAL NA ESTRUTURA HUMANA DO CORPO, DO PSÍQUICO, DO ESPÍRITO E DA ALMA

O que faremos neste capítulo é posicionar o nosso eu olhando para nós mesmos e conhecendo-nos a nós mesmos. Falando de forma um pouco mais específica, faremos uma pequena análise do ser humano separadamente, em suas dimensões física, psíquica, espiritual e alma, de maneira mais didática para facilitar sua compreensão, leitor.

Na verdade, essas dimensões estão entrelaçadas. Tanto a espiritualidade quanto a vida sensível convergem e se encontram entrelaçadas no ser humano. Isso é fundante. Ficarão de fora dessa análise muitas coisas que pertencem inegavelmente ao fenômeno da vida do ser humano; realidades essas que facilitam a compreensão e o aprofundamento do dinamismo, da diversidade, da materialidade e da complexidade do ser humano. Cabe a você, leitor, se for do seu interesse, buscar esse aprofundamento dos dizeres da Fenomenologia de Edmund Husserl e Edith Stein. Agradeço a sua compreensão.

Edmund Husserl destaca que a percepção do mundo físico é uma porta para se entrar na subjetividade do sujeito humano e compreender como ele é feito. Ele prioriza o sentido do tato como o mais importante, porque o tato permite que registremos os confins físicos do nosso corpo e que nos orientemos no espaço. O tato nos dá a sensação do nosso corpo interno e do corpo externo, e também nos dá a conexão e distinção entre o nosso corpo e o corpo diferente do nosso.

Para Husserl existe um caminho anterior à percepção, que ele chama de síntese passiva, na qual nós reunimos elementos sem nos darmos conta de que o estamos fazendo; e, ali, aprendemos o objeto em sua unidade, fazendo operações que estabelecem continuidade e descontinuidade, homogeneidade e heterogeneidade, sem percebermos, porque são operações que cumprimos num nível passivo. Somos afetados por essas operações antes que façamos qualquer coisa, mas não podemos deixar de fazê-las.

Esse é um aspecto muito importante da redução fenomenológica que fundamenta, ou melhor, serve como base, para entendermos como uma determinada pessoa vivenciou aquela percepção e/ou tomou determinada decisão. Vou repetir aqui, devido à importância dessa compreensão, o que nos mostra o professor e filósofo Juvenal Savian Filho, no livro *Psicologia com alma*:

> O que importa à fenomenologia no tocante à matéria é chegar na experiência direta, evidente, inquestionável, que justifique falar de matéria. O ponto de honra da fenomenologia não é dar explicação ou interpretação, mas descrever o modo como nos relacionamos com tudo e, isso significa entender como as coisas aparecem para nós e como as dotamos de sentido: nesse ponto não há interpretação. (SAVIAN FILHO, 2019, p. 34).

Para a Fenomenologia não interessa a explicação se a matéria tem energia ou não. Ela busca a vivência que permite falar de matéria e concentra-se na descrição dessa vivência, porque o ser humano só tem experiências de coisas singulares.

A percepção é o resultado do nosso dar-se-conta de algo. Por exemplo, a consciência de tocar em alguma coisa e registrar esse ato de tocar enquanto o estamos vivendo. Esse ato é o registro das vivências e é por meio das vivências que chegamos à conclusão de que existe um corpo em relação com o mundo externo. Assim, por meio das sensações a percepção nos diz que estamos em contato com o mundo físico que é percebido por nós. Nos atos perceptivos ativamos também a atenção quando nos concentramos sobre alguma coisa.

A reflexão também é uma vivência humana porque corresponde à capacidade que o ser humano tem de se dar conta do que está fazendo, isto é, dar-se conta de que está vivendo o ato da percepção. Assim, no primeiro nível de consciência temos os atos perceptivos e, no segundo nível, os atos reflexivos.

Identificamos também outras vivências que não são de caráter psíquico nem de ordem corpórea, que nos fazem entrar na esfera do espírito. São as vivências que não controlamos, mas as encontramos em nós. São elas: as reflexões, as decisões, as avaliações, o controle, que são os aspectos das faculdades que dizemos superiores, da razão, da vontade e do espírito propriamente dito. E estas são as nossas vivências que fazem a conexão das três dimensões da estrutura humana: corpo, psique e espírito. Nós, seres humanos, na nossa estrutura universal, somos essas três dimensões, mesmo potencialmente, mesmo que as dimensões da psique e do espírito não sejam ativadas.

Angela Ales Bello (2006) argumenta e sustenta a interpretação de olhar para o corpo humano como sendo e não pertinente à natureza humana. Ela nos faz observar que o espírito abre-se em duas direções: ao mundo objetivo que é experienciado e à subjetividade das outras pessoas (ao espírito alheio), e vive junto dele a experiência.

São as faculdades superiores que nos tornam seres humanos, são elas que nos tornam pessoas. Na pessoa humana não existe somente interioridade e exterioridade, mas: interioridade (dentro), exterioridade (fora) e esse terceiro momento da vivência, que é o registro dos atos, que nos possibilita ter consciência (ALES BELLO, 2006).

Só podemos analisar a consciência em atos como diz Edmund Husserl. O ser humano tem a capacidade de ter consciência de ter realizado esses atos, enquanto ele está vivendo esses atos, e sabe que os está realizando na relação com algo que está vendo ou tocando. Quando se fala da estrutura da pessoa humana está se referindo ao estruturar-se da pessoa humana, porque o elemento propriamente humano é uma dinâmica de estruturação, uma abertura constitutiva, sempre em devir, que se manifesta em processos efetivos.

O corpo humano é o elemento de união entre o que acontece no mundo externo e o que acontece na reação psíquica conjuntamente. As sensações corporais permitem que o eu afirme ter um corpo e que essas sensações do corpo são diferentes das sensações das coisas externas; e, ainda, elas lhe dizem se são sensações de bem-estar ou de mal-estar.

O ser humano e os animais são diferentes em suas atitudes corporais e emocionais. A ausência de "um eu" espiritual nos animais faz com que eles não sejam livres e sejam apenas capazes de repetir movimentos limitados a sua espécie. O ser humano tem um conhecimento espiritual que lhe permite entrar em contato consigo mesmo, ter autonomia e liberdade, ser um ser consciente e livre, ter domínio sobre a sua corporeidade e as suas ações psíquicas.

Anteriormente vimos que, para Husserl, na esfera passiva da psique, não há apreensão. Edith Stein, no entanto, vai mais além em seus estudos e afirma que todos os impulsos são estados vitais e têm uma intencionalidade, e que a intencionalidade também está na esfera passiva, escondida, na percepção. Na esfera ativa da psique estão as vivências, que são os registros de consciência dos estados psíquicos com sua intencionalidade.

Edith Stein seguia as pesquisas de Husserl, tinha com ele uma profunda relação intelectual, por isso contribuiu com ele, com diversas argumentações em relação à Psicologia do seu tempo, mostrando, por exemplo, que "[...] entre as vivências não há causalidade, pois são registros de consciência de estados psíquicos, enquanto a causalidade psíquica se dá na psique e na força vital. Justifica que se fale de causalidade referida apenas à parte real da psique". (ALES BELLO, 2015, p. 22). Mesmo no âmbito das vivências puras não existe essa causalidade entre as vivências, embora exista na realidade psíquica.

A esfera passiva da psique acontece; ela se dá na pessoa humana, sem que a pessoa escolha ou decida sobre ela. É na realidade psíquica que se distingue consciência e psique. Isso quer dizer que a psique tem mecanismos com leis causais, que são a parte da passividade conhecida por meio das vivências. E também tem a parte da atividade que são a vida espiritual e a motivação como lei fundamental da esfera ativa da psique que a fenomenologia chama de espírito.

> Stein considera a motivação como lei fundamental da vida espiritual e a motivação no âmbito de "voltar-se a", e "ir ao encontro de". Analisa a tomada de posição espontânea e a aceitação e rejeição como atos livres com motivação forte. Da análise do individuo

singularmente considerado, Stein os toma para chegar a aspectos universais: as leis fundamentais da vida psíquica. (ALES BELLO, 2015, p. 22).

O que Edith Stein faz é partir da análise do indivíduo para chegar às leis fundamentais da vida psíquica e examina em termos novos a diferença entre atos livres e impulso, e faz, também, uma análise da comunidade. Ela mostra que há uma relação entre as esferas passiva e ativa da psique, que nos dá consciência dos objetos externos relacionados ao nosso corpo. A lei que rege a esfera passiva da psique é a lei da causalidade, uma causalidade não mensurável, de tipo qualitativo. E a lei que rege a esfera ativa da psique, que chamamos de espírito, é a motivação. São duas leis, são duas regras: as da psique e as do espírito. Em seu livro *Ser finito e ser eterno*, Edith Stein nos dá uma definição de como essa relação acontece. Vejamos:

> A anima é o espaço no centro daquela totalidade composta pelo corpo, pela psique e pelo espírito; enquanto anima sensível, habita o corpo em todos os seus membros e partes; é fecundada por ele e age dando-lhe forma e conservando-o; enquanto anima espiritual eleva-se para além de si, observa o mundo colocado fora do próprio Eu – um mundo de coisas, pessoas, acontecimentos – entra em contato inteligentemente com ele e é por ele fecundada. (STEIN, 1994, p. 388).

A dimensão da psique, ou anima sensível, como denomina Stein, relaciona-se à atividade reativa e instintiva a estímulos externos, que, de certa forma, compartilhamos com os animais. O estado vital e o sentimento vital são os dados imanentes, fundantes dos fenômenos da psique. Deles temos as vivências. Por exemplo, o bem-estar e o mal-estar são estados vitais porque estão dirigidos a algo e possuem uma intencionalidade inferior, não ativa. E a dimensão da psique denominada de anima espiritual envolve a atividade intelectual e voluntária, que implica em liberdade e confronto com os estímulos externos. O espírito, ou seja, a razão ou intelecto, com sua vida intencional ordena a matéria sensível em uma estrutura e faz com que o seu olhar penetre o interior do mundo dos objetos.

Além de perceber por meio da intencionalidade, o ser humano também é capaz de fazer uma reflexão sobre o que se apresenta para ele. Além de perceber os objetos que estão diante dela, a pessoa humana também percebe toda a sua vida. É capaz de conhecer o que está ao seu redor usando sempre de sua vontade e também daquilo que deseja conhecer. Reafirmando: o espírito, a razão, o conhecimento e a vontade em Fenomenologia são relações recíprocas.

> A consideração dos atos abre caminho para a análise da relação com os outros, a ajuda dos outros e aos outros, especialmente em formas comunitárias que são fundamentais porque dão uma força espiritual que pode sustentar a pessoa em certas situações de dificuldades, e fundamenta que não há determinismo neste campo. (ALES BELLO, 2015, p. 23).

Para Husserl, todos os impulsos são estados vitais e têm uma intencionalidade. Então, a intencionalidade também está na esfera passiva, escondida, porém é descoberta quando vamos ao nível ativo da psique, o espírito. O eu também já está presente na psique, pois possui os estados psíquicos, porém está como se estivesse escondido nela de modo passivo. O eu nesse estado passivo não se dá conta dos estados psíquicos. Por isso, nessa esfera passiva da psique não há apreensão, apercepção, motivação e síntese, pois essa esfera tem outra característica, outra qualidade.

Então, quando o eu se dá conta dos estados psíquicos? Quando ele abre o seu olhar espiritual e se dirige para esse algo que se apresenta a ele. Dirigir-se a algo que se mostra significa que esse algo tem intencionalidade e sentido para o eu, só que agora na esfera ativa da psique, isto é, no espírito.

Esta abertura para a esfera ativa da psique é a classe das apreensões ou dos atos que iniciam a vida espiritual, pois eles têm um significado mais amplo da vivência intencional do que, os atos do fazer específico. Aqui se apresenta um novo tipo de conexão: a lei da motivação. Na esfera passiva da psique o ser humano não se dá conta, não olha para os dados psíquicos, não se fixa no que lhe é dado, mas faz uma apreensão contínua que vai acrescentando dados e se chama apercepção. Na percepção, o eu fixa com atenção ali no que lhe é dado e apreende; na apercepção não. Quem faz a apreensão, apercepção, síntese e motivação, somos nós, é o nosso eu. Estes são atos do eu. É muito importante entender ainda, que há uma diferença entre o bem-estar do estado vital e o bem-estar dos atos que o eu realiza. (ALES BELLO, 2015, p. 51-54).

Para Edith Stein, os fenômenos psíquicos têm sua própria intencionalidade e as vivências que espelham o espírito e a psique correspondem aos atos espirituais que têm uma forte intencionalidade, que coincide com o sentido. Ela toma o espírito como parte superior da alma humana, a parte racional da alma, que consegue abraçar o intelecto e a vontade, mas não é toda a alma humana. E ela acentua aquilo que as almas humanas possuem em comum com os espíritos, que é a estrutura pessoal e o ser espiritual.

O que caracteriza um ato livre como ato de um ser espiritual é ser o ato motivado e não causado, como vimos anteriormente. Os atos psíquicos sempre têm uma motivação, por sua vez, a motivação é uma atividade espiritual que compõe o universo dos atos psíquicos, e que nos diz que existe uma razão pela qual não é, ou é conveniente alguma coisa, em alguma situação. A motivação é a base do controle individual e social que acontece em todos os seres humanos e culturas. Ela começa nas operações que não são atos livres, nem voluntários, começa já na apercepção, isto é, na esfera passiva da psique, e inclui, também, as leis dos atos livres e voluntários. O eixo sobre o qual se apoia a motivação é sempre o eu. A motivação, em seu significado geral, é a ligação que conecta os atos entre si. Não se trata de uma simples união, mas de uma vivência da consciência que provém de outra, ou seja, de uma vivência que se realiza baseada em outra, por querer de outra. A motivação é um vínculo, um liame de atos, um liame de vivências, mas nós falamos de motivação como limitada à esfera dos atos livres, particularmente aos atos da vontade. Na motivação explícita, por exemplo, o eu, numa dedução, move-se a partir de certas premissas para chegar a uma consequência e reconhece esta última fundamentada nas premissas e dá crédito. (ALES BELLO, 2015).

A relação entre ato e motivação se dá quando o eu, ou a consciência com as vivências, dirige-se a um objeto e este não é um objeto vazio, mas um objeto que tem sentido para o eu. Essa é a intencionalidade, é o conteúdo de sentido. Porém, nem sempre uma coisa nos é dada com conteúdo de sentido completo. Nesses casos, o nosso eu faz um trabalho de completar essa percepção com outras percepções que não temos e faz um vínculo de motivação para ter o conteúdo de sentido (ALES BELLO, 2015).

Existem, ainda, as motivações de nível espiritual de grau elevado, ou seja, tudo o que se refere a atividade do eu não se dá em um nível passivo, mas em atos, portanto, tudo o que se refere a atividade do eu é espiritual. Na esfera psíquica, ao contrário, os movimentos são considerados passivos. Os estados psíquicos ligados à força vital se dão em nós, acontecem em nós e, por isso, não são atos espirituais (ALES BELLO, 2015).

No entanto, a cada momento há a possibilidade de conduzir o sentido a sua realização e de tirar conclusões por meio da motivação sem que o conteúdo do sentido nos permita distinguir os motivos como estímulos no nível da psique, enquanto motivos racionais no nível do espírito. Por exemplo, quando digo: Eu vou para entender o porquê; faço uma escolha e decido ir, essa é uma motivação de grau elevado. Agora, apenas o impulso para ir ver, que é também um movimento de curiosidade, segundo Stein, não apresenta uma verdadeira causalidade porque há uma motivação ali que não está ligada aos atos voluntários mais importantes, por isso, para Edith Stein, a motivação é a lei que vem desde a percepção. Com os atos e suas motivações, Husserl e Stein afirmam que tem início o reino do sentido e da razão, no qual já existem o certo e o errado, a evidência e a não evidência (ALES BELLO, 2015).

É bom lembrar que na Fenomenologia, o termo razão designa o sentido e também a evidência. Na Fenomenologia razão não é uma faculdade humana do modo como aprendemos e como estamos acostumados a ouvir. A razão é justamente o sentido e também a evidência, como nos mostra Ales Bello:

> Assim, posso dar-me conta com base diferente de um "acontecimento cego", de modo que "a evidência", numa esfera [a do acontecimento dos estados psíquicos] é o reconhecimento da necessidade dos acontecimentos [evidência quer dizer " é necessário que seja assim"], enquanto que na outra esfera [a dos atos] a evidência é realizar-se do dar-se conta". (ALES BELLO, 2015, p. 60).

O acontecimento cego é o sentir-se mal ou sentir-se bem na esfera psíquica passiva. Isso acontece com os seres humanos bebês, com os adultos e também com os animais. No caso do ser humano, com o passar dos anos o bebê vai amadurecendo a sua capacidade de se colocar em relação quer por meio da linguagem ou outro meio, e começa a perguntar, por exemplo: por que isso? E aquilo? Essa atitude da criança é uma busca de sentido que indica a manifestação de uma vida espiritual (ALES BELLO, 2015).

Um dos movimentos mais importantes para o ser humano é o de voltar-se para algo, ou dirigir-se para. Esse movimento pode ter sido estimulado por um impulso psíquico passivo, mas, ativamente, o ser humano pode aceitar ou rejeitar aquele impulso, pois a liberdade já está presente nessas expressões mínimas da dimensão espiritual. Ser livre significa ser ativo e poder escolher desde os impulsos que colocam em relação os objetos. Essa capacidade de voltar-se para e escolher, nos diversos âmbitos da escolha, mesmo nas liberdades mínimas que se referem ao nosso contexto existencial, não excluem os obstáculos.

No entanto, quando um impulso leva a algo, antes do ser humano parar para refletir e decidir, não é um ato humano, diz Edith Stein, embora realizado por um ser humano. Sendo produzido pela esfera emotiva, esse estímulo tem uma atividade mínima de dirigir-se para algo enquanto estímulo. Por exemplo, quando dizemos que fomos arrastados, levados, e se o motivo for avaliado, julgado, esse será um estímulo do tipo emocional. Para Edith Stein, os atos humanos propriamente ditos são os atos espirituais livres, isto é, aceitação e refutação. Aceitar sem refletir não seria liberdade porque não se trata apenas de fazer ou recusar fazer algo, mas de fazê-lo ou recusá-lo cônscio de. Isso quer dizer que em cada aceitação ou refutação das tomadas de posição espontâneas têm um motivo e um fundamento.

Assim podemos entender que para fazer uma psicoterapia precisamos saber o que o ser humano é e estabelecer um equilíbrio entre corpo, psique e espírito e sua motivação. Não podemos nos voltar somente para a psique, precisamos considerar também a dimensão do espírito, cujo território é a relação entre fenomenologia transcendental e psique.

Quanto ao espírito, na Fenomenologia esse termo não se restringe a uma dimensão religiosa, como estamos acostumados a entender. Ele é usado por Husserl e Edith Stein como aquilo que é específico do humano e que se refere aos atos de consciência. Espírito indica algo da alma, a potência da alma. Indica que o ser humano tem algo em si que não é corpo, nem psíquico, nem espírito, que é fundante da sua pessoa, que é invisível e que o aproxima de outras realidades, como de Deus, que é Espírito por excelência, ou dos anjos, que são espíritos puros. Esse algo é a alma humana ou alma racional ou a alma espiritual.

O filósofo Juvenal Savian Filho, no livro *Psicologia com alma*, depois de fazer um texto magnífico sobre o tema da alma, na fenomenologia de Edith Stein brinda-nos com essa definição de alma:

> É uma qualidade perene, é sua condição mesma. Cada ser humano é, por seu modo de ser e agir, uma expressão de sua identidade mais íntima e singular. Não se trata de dizer simplesmente que cada alma se exprime por meio do corpo, mas que aquilo que se vê em alguém é expressão de seu ser inteiro. O que a pessoa é, é expressão de si, da sua unidade corpo-alma. Ela também é dotada de caráter, de um traço de personalidade e comportamento inteiramente seu e característico da abertura para dentro tal como vivida unicamente por ela. (SAVIAN FILHO, 2019, p. 45).

O ser humano tem uma estrutura pessoal igual aos outros seres humanos, mas também é único como pessoa, é uma criatura espiritual que se caracteriza diferentemente de outras criaturas espirituais, como os espíritos puros que são os anjos, por exemplo, mas o que vai diferenciar as almas humanas dos espíritos puros é o que chamamos de centro do ser ou núcleo pessoal, e isso também o diferencia de todos os outros seres da natureza.

A natureza espiritual que vemos no ser humano e que não está presente nos animais, nem nas plantas, dá ao ser humano a possibilidade de experimentar toda a sua corporeidade e ser consciente de si mesmo. Sabe que tem um eu, chama a si mesmo de eu e essa é a sua diferença essencial. Nunca poderemos fazer essa afirmação de um animal.

O ser humano tem atos de reflexão e sabe discernir o que acontece com ele e também aquilo que acontece com os outros. Seu corpo é vivente porque tem matéria e tem psique, que aproxima o mundo animal do mundo humano, mas o ser humano não tem só estímulo, ele também tem percepção, que é a sua primeira operação da atividade intelectual e sua principal especificidade em relação aos mundos vegetal e animal. Ele pode se dar conta da unidade profunda que existe entre seu corpo, sua psique e seu espírito e, com isso, pode tomar decisões, sentir-se livre para fazer determinadas coisas e escolhas porque é um ser espiritual.

Edith Stein nos mostra que na matéria encontram-se duas forças: a força física, que significa a força imanente na matéria, que é uma força sensível presente no corpo, ou a potência presente na matéria que se torna ativa nos movimentos. E também a força espiritual, que se refere ao espírito e é uma força interior vital, que permite mais ou menos ânimo na vida de cada pessoa.

Esses dois tipos de forças têm características diferentes. Na unidade entre corpo e psique, que forma o corpo vivente, localiza-se a força vital sensível, a força física; na unidade entre psique e espírito está a alma; e na parte mais profunda da pessoa está a alma da alma, em que reside a força espiritual, sua motivação, sua liberdade e seu querer agir em vista do bem e da verdade. A alma é a forma substancial do corpo e permite que o corpo seja vivente e animado. A alma da alma é o seu núcleo, no qual há uma identidade não confundível. A identidade está no mais profundo da pessoa, na sua interioridade mais central, na qual ela é singular (SBERGA, 2014).

Quando o ser humano é gerado e nasce traz consigo, inato, em potência, tudo o que é próprio de um ser humano, como traços pessoais ligados a sua raiz interior e a uma forma substancial. Ele também recebe, por hereditariedade, certos traços típicos determinados pela sua descendência e pela sua cultura. Mas esse novo indivíduo não é uma mera combinação de partes ajuntadas exteriormente. Ele é uma particular unidade psicofísica que tem uma alma humana como centro da existência e forma dominante, e toda essa potencialidade precisa ser desenvolvida (SBERGA, 2014).

O ser humano é sempre o mesmo. Essa é uma descrição geral da sua estrutura, mas cada ser humano deve ser examinado pelas suas características próprias, levando em conta os elementos concretos diferenciados de sua pessoa. O espírito ultrapassa o mundo objetivo e o indivíduo humano e não se submete à lei da interpretação como pertinente à natureza, porque sua natureza é outra, é a vida espiritual que supera a sua fonte psíquica (ALES BELLO, 2015).

É bom lembrar que, para Edith Stein, ter uma alma é o mesmo que ter um centro interior ou centro pessoal ou núcleo da pessoa, que é responsável pela atualização da dinâmica da pessoa humana de modo único e singular, na unidade entre o corpo a psique e o espírito, dando soluções únicas e irrepetíveis às suas vivências, num processo de formação e constituição da sua própria pessoa, que é infinito. "Um eu que deseja profundamente ser si mesmo, um eu que pode identificar-se com a vida pulsante no âmago de si mesmo, centro pessoal fundamento de nossa própria personalidade, dinâmica do corpo, da psique e do espirito pessoais" (MAHFOUD, 2019, p. 144).

A vida espiritual de uma pessoa é determinada pela singularidade desse núcleo da pessoa e nada, nenhuma capacidade humana, consegue apreendê-lo em sua inteireza. Como nos mostra o psicólogo e professor Miguel Mahfoud:

> O eu tem seu percurso espiritual, não redutível à corporeidade e a psique, mas vive na pessoa integral; tem percurso espiritual, mas não desencarnado da pessoa ou acima da história. Trata-se de liberdade própria do ser humano, não de espiritualismo. É devido a essa unidade profunda entre todas as dimensões da pessoa que, mesmo com os limites da corporeidade, com ele posso tomar posições pessoais, dar direcionamento espiritual e, inclusive, aprofundar sempre mais a interioridade. (MAHFOUD, 2019, p. 150).

Na minha experiência clínica pude perceber que a alma humana sabe de onde veio e para onde deve voltar, mas durante a sua vida, no uso da sua liberdade, é-lhe imperativo seguir o seu desejo, e ela passa a usá-lo de forma comodista, fechada em si mesma, esperando as migalhas que possam vir da sua Fonte, deixando, assim, de seguir – ou não – o seu caminho natural da sua volta em direção ao infinito, ao divino.

O desejo humano soberano é a sua liberdade plena em sua volta à Fonte Divina, ao amor sem limites, sem fronteiras. A alma sabe que sua meta é agradar ao seu criador, mas também sabe que é livre e que sem amor não tem a liberdade plena almejada. Algumas pessoas têm essa atividade espiritual muito desenvolvida, já outras não desenvolvem sua atividade espiritual da mesma forma, mesmo podendo fazê-lo. Cada ser humano, individualmente, tem todas essas características, que podem ser mais ou menos desenvolvidas, fazendo-o por meio das suas vivências, de seus atos livres.

É a subjetividade que nos permite dizer que o materialismo não é correto, porque a informação que nos é dada pelo mundo físico é incompleta. Também, a informação que nos é dada pela ciência é sempre incompleta, pois ignora ou deixa de fora um ou mais aspectos subjetivos importantes da vivência humana que não podem ser reduzidos a nenhum tipo de base física, porque só o ser humano tem intencionalidade. Por exemplo, um cérebro artificial pode ser funcionalmente igual ao cérebro do ser humano, mas não pode ter sensações subjetivas e nem experiências conscientes.

Ter os mesmos estados funcionais não é suficiente para a produção de sensações subjetivas, nem dos atos de consciência. É a consciência que torna nossa cognição diferente da de um computador. O material de um cérebro artificial é diferente do material do cérebro de um ser humano, no qual a consciência é um tipo de vivência subjetiva livre (BICUDO; ANTUNEZ, 2016).

Veja, caro leitor, não é o cérebro artificial ou a tecnologia que devem ser descartados pela ciência, mas a pretensão dos pesquisadores de acharem que a partir desses instrumentos podem replicar a consciência humana. A ciência humana busca a verdade e quem busca a verdade busca a Deus, crendo Nele ou não.

A consciência é o elemento fundamental da vida humana. As vivências de cada ser humano que são nela encontradas por meio da redução fenomenológica são qualitativamente diferentes em cada pessoa atendida em psicoterapia. Esse fato impõe a nós, psicoterapeutas, mudar o paradigma das psicoterapias que fazemos e colocar a pessoa humana no centro de toda a nossa compreensão e compromisso com o nosso fazer psicológico. Se partirmos sempre da pessoa como centro de todo o processo terapêutico para depois nos preocuparmos com as diversas práticas, métodos e técnicas de ajuda que melhor vão se adaptar àquela pessoa atendida por nós, seremos mais capazes de ajudar e melhores psicoterapeutas.

A redução fenomenológica nos dá a essência universal e a análise individual das vivências que perpassam toda a estrutura da pessoa humana. Dá-nos, também, o sentido do que devemos fazer nas psicoterapias para auxiliar a pessoa que busca ajuda na psicologia.

1.4 REDUÇÃO FENOMENOLÓGICA

> *A pura subjetividade de consciência, a consciência pura, a mesma que, na abstração metódica antes indicada, tem o sentido de uma região fechada de essência própria no interior do mundo real previamente dado, pode ser vista com clareza num sentido fundamental e essencialmente novo mediante modificação da orientação metódica da psicologia e, em especial, da psicologia pura.*
>
> (HUSSERL, 2006b, p. 355).

O que apresentei até aqui evidencia que a redução fenomenológica não é uma simples introspecção, não é psicologismo, não é a patologia vista como espiritualidade subjetiva, não é dualismo, nem reducionismo; não é lidar com o significado e representação dos estados mentais, não é redução psiconeural, não é neurociência, não é uma teoria existencial etc. Na redução fenomenológica não se perde o mundo objetivo, apenas se volta para a subjetividade da vida humana, de uma forma muito específica na psicoterapia. Todos os atos humanos são ligados ao mundo externo e ao mundo interno ao mesmo tempo e, ainda, o transcendental quer dizer as vivências que estão dentro de nós e transcendem as coisas que estão fora de nós, não se confunde com o que está fora de nós, mas faz conhecer o que está fora.

A redução fenomenológica é o ato de evidenciar as vivências subjetivas únicas e pessoais do ser humano. A redução fenomenológica é um modo próprio da Fenomenologia para acessar toda a estrutura subjetiva do ser humano compreendida pelo físico, psicológico, espírito e alma, na qual a percepção é a porta de entrada, como uma passagem para a subjetividade da pessoa humana. Na redução fenomenológica, a Fenomenologia se preocupa em perceber o sentido do fato e a Psicologia se preocupa em conhecer o processo que leva àquele fato. Podemos escolher o que queremos, mas precisamos conhecer o que escolhemos (ALES BELLO, 2006).

Para Holanda (2003), fazer filosofia fenomenológica é uma coisa e fazer psicologia fenomenológica é outra, e para que se possa realizar a segunda é imprescindível conhecer e reconhecer minimamente o campo de ação da primeira, caso contrário estaria se fazendo mera colagem de perspectivas distintas. Diz ele que no ato fenomenológico, o objeto é constituído na consciência. "A fenomenologia é o estudo da constituição do mundo e do próprio sujeito na consciência" (BRUNS; HOLANDA, 2003, p. 41).

A compreensão da relação entre a Filosofia Fenomenológica que nos dá a estrutura da pessoa humana e o processo psicológico voltado para a subjetividade da pessoa que o vivencia e que só pode firmar-se dentro do si mesmo da pessoa dá ao psicólogo a possibilidade da *epoché* ou redução fenomenológica, ou ir às coisas mesmas, que era o estilo do próprio Husserl fazer sua pesquisa. Ainda, é importante dizer que esse ir às coisas mesmas é a experiência fundante do pensar Fenomenológico.

Nós, seres humanos, estamos no mundo do fenômeno, somos um fluxo de atos, somos o resultado de muitos atos; estamos no agora e temos uma série de sentidos. É desses dados que devemos partir, porque não iremos atualizar algo que estava escondido ou guardado e não temos um objeto que dominamos, pois no âmbito da consciência não tem físico. Registramos todos os atos vividos na consciência; é esse registro dos atos que nos permite ter consciência; e é na consciência que percebemos o ato interno e o ato externo. A consciência é um fluxo de atos vividos, é uma relação intelectual ou sensível com alguma coisa; ter consciência é uma atividade, então descrever essa atividade é o que chamamos de conhecer na Fenomenologia.

Entender a passagem de como as vivências que estão dentro de nós transcendem as coisas que estão fora de nós nos faz compreender: a minha relação comigo mesmo, com o outro semelhante a mim, com o outro diferente de mim e com as coisas sem vida. Na Fenomenologia, a verdade é o desocultamento do que significa o que se mostra como é, o que é essencial ao fenômeno que estamos evidenciando. É a busca do sentido da coisa e de como é a pessoa que está buscando o sentido (ALES BELLO, 2006).

Para nós, psicoterapeutas, o mais importante na redução fenomenológica é compreender o movimento que se faz entre o psicoterapeuta e a pessoa atendida. Compreender esse movimento implica que o terapeuta não precisa estar dentro da pessoa, mas precisa estar nele mesmo e, ao mesmo tempo, ter clareza de que não é só ele que faz a experiência daquela vivência ali focada, mas que a outra pessoa atendida também está fazendo a mesma vivência, que é da pessoa atendida. Assim, o psicoterapeuta e a pessoa atendida vivenciam juntos, por meio da empatia, da intuição, da percepção e das outras capacidades do espírito humano ali envolvidas, aquela vivência que está em foco. O terapeuta não vivencia no lugar da outra pessoa, ele vivencia junto dela o que, para ela, faz sentido naquela vivência.

Por isso, enquanto se está fazendo a redução fenomenológica, o psicólogo precisa deixar de lado tudo o que sabe, tudo o que pensa, tudo o que quer, tudo o que lhe ensinaram, e se concentrar só no que foi vivido ou está sendo vivido por aquela pessoa que está sendo atendida por ele. Na redução fenomenológica, compreender quer dizer: reviver em nós o processo dentro e fora, agradável e/ou desagradável, devo ou não devo etc., que a outra pessoa está vivenciando naquele momento, da mesma forma como nos concentramos para resolver na matemática o que está entre parênteses. Husserl chama essa atitude de ir às coisas mesmas. Ele pede-nos para colocar entre parênteses, como na matemática, o que se mostra para nós na psicoterapia e, então, faz-se as equações e análises do que está explícito para nós. Só isso.

A redução fenomenológica é uma operação intelectual considerada fundamental pela Fenomenologia porque tem a motivação de buscar o fundamento, buscar como as coisas aconteceram na primeira vez em que foram percebidas e como foi feito o registro dessa percepção. E esse fundamento não é dado naquilo que o psicoterapeuta já sabe, estudou, pensou etc., por isso, faz-se uma suspensão de tudo o que se sabe, de tudo o que já se conhece. Coloca-se entre parênteses e se começa a busca do verdadeiro fundamento da vivência para aquela pessoa que estamos atendendo, indo às coisas mesmas, buscando o sentido. Faz-se isso para verificar se o que foi colocado entre parênteses tem um fundamento ou por não se estar seguro de que algo seja um fundamento. Interessa-nos descobrir o sentido da realidade vivida para aquela pessoa. O que nos interessa é o sentido sem negar a existência.

Husserl faz a investigação do ser humano sem usar de controles, medidas, rigidez de métodos, julgamentos, interpretações, legalismos, psicologismos etc. Ele vai às coisas mesmas. Ele observa, analisa, constata, olha para o ser humano sem qualquer preconceito. Nisso, ele se diferencia dos outros fenomenólogos existencialistas, como o caso de Heidegger, por exemplo, que foi amigo e assessor de Husserl por algum tempo, mas que, em sua filosofia, excluiu as evidências e os sentidos das vivências dos fatos, como propôs Husserl no método fenomenológico (ALES BELLO, 2006).

Também é importante lembrar que, para a Fenomenologia, a consciência não está somente no corpo, na psique ou no espírito, mas "é um ponto de convergência das operações humanas" (ALES BELLO, 2006, p. 45). E esse ponto de convergência só é possível de se acessar na intersubjetividade.

A redução fenomenológica funciona como uma intuição direta porque a percepção do fenômeno não acontece num vazio, mas no estar-com-o-percebido, pois aquilo que é invisível para nós a olho nu exige um olhar para a subjetividade, na qual estão a empatia, a intuição, a percepção interna e outras capacidades humanas superiores e, ainda, uma consciência atenta que as veja. É observando o seu contato cotidiano entre as pessoas, e entre o contato dessa pessoa em particular e o mundo que a cerca, no seu modo de agir e de configurar o mundo a sua volta, que os psicoterapeutas têm a compreensão das vivências daquela pessoa singular, única e também igual a todas as outras pessoas humanas.

A singularidade da experiência humana no mundo, uma singularidade própria, que Husserl denominou de atitude pessoal, não seria suficiente para uma compreensão dos alcances e limites da pessoa humana em sua totalidade. Na redução fenomenológica acompanhamos cada ato, cada movimento, de modo intuitivo, empático e dinâmico, e vamos percorrendo os caminhos entre o universal e o que é peculiar a cada pessoa em seu modo de viver nessa estrutura humana universal. É aproveitando dessas análises que podemos compreender cada pessoa em sua singularidade, que podemos dar uma aplicação clínica para cada pessoa e compreender algo que aquela pessoa está vivendo, mas nunca poderemos compreender tudo o que ela está vivendo.

Na redução fenomenológica temos apenas acesso a fragmentos da vivência focada naquele momento e se a pessoa atendida assim o permitir. Não existe a possibilidade de o psicoterapeuta acessar, saber, conhecer ou ler os pensamentos, exigir, preparar as respostas ou adivinhar as vivências da pessoa. Isso é folclore. Isso não existe na Fenomenologia.

O que é possível na redução fenomenológica é um trabalho conjunto entre psicoterapeuta e pessoa atendida, numa relação de confiança e de abertura em que os atos perceptivos, tanto do terapeuta como da pessoa atendida, vão se dando tanto fora quanto dentro deles, ambos sabendo com clareza quem cada um é, para depois, tanto o psicoterapeuta quanto a pessoa atendida, olharem-se para as suas pessoas fora deles, sabendo que ela existe e está fora deles, mas, enquanto percebida por cada um deles, aquela pessoa está dentro de cada um deles porque ambos sabem que ela existe.

Esse movimento aqui descrito é o movimento que a Fenomenologia chama de entropatia. A redução fenomenológica não pode prescindir da entropatia ou, em português, da empatia. "Edith Stein não dá uma definição única, não analisa a empatia em si, mas por contraposição a outros atos da consciência, pura. Ela diz primeiro o que a empatia não é, para dizer apenas por contradição, o que a empatia é" (SAVIAN FILHO, 2014, p. 31).

Para que possamos fazer a distinção entre pessoa e matéria precisamos da vivência singular, particular, pela qual, com rapidez, sentimos, percebemos e intuímos que existem outras pessoas iguais a nós e que podemos afirmar juntas que nós sentimos e nós intuímos. Essa vivência se chama empatia. A empatia significa proximidade, compreensão, partilha, acolhida, comunhão, compaixão, altruísmo, afeto, o amor que contagia, e isso é sentir por dentro. E não se trata de um mecanismo automático, mas de um ato livre de acolher algo dentro, de perceber interiormente, de colher de modo imediato e intuitivo o intrapessoal e interpessoal, isto é, sentir dentro do outro.

A empatia é uma compreensão do outro que se caracteriza por não ser imediatamente intelectual. Só num segundo momento a empatia se torna intelectual. É importante lembrar que todas as vivências transformam-se em conhecimento intelectual e em juízo, somente *a posteriori*, porque o bem faz parte da essência humana.

Na vivência da empatia, o eu se põe em contato com o outro eu e o conhece. Conhece sentindo-o como outro-eu, reconhecendo-o como sujeito eu, mas diferente de si, e, por isso, reconhece-o como outro. Assim, é possível compreender o que o outro pensa, vive e sente e, ainda, estabelece uma comunicação entre os dois eus que se estende a todos os sujeitos, tornando-se intersubjetiva. E aqui é oportuno dizer que a análise da empatia inclui todos os passos que abordamos no conceito de vivência.

Sem entrar aqui num estudo mais aprofundado da empatia, como faz o filósofo e professor Juvenal Savian Filho, no livro *Empatia, Edmund Husserl e Edith Stein – Apresentações didáticas*, vou apenas citar a grosso modo a necessidade da compreensão por parte do psicólogo que usa o método fenomenológico de entender com clareza o ato da empatia:

> Como conhecemos aquilo que se passa na consciência do outro. Afinal, uma coisa é investigar nossa percepção do mundo "externo" e de nossos atos "internos"; outra coisa é investigar como conhecemos o que se passa na percepção que o outro tem do mundo e de si mesmo, ou ainda, saber como temos acesso ao que o outro experimenta e como fundamos a intersubjetividade. (SAVIAN FILHO, 2014, p. 35, grifos do autor).

O ato da empatia, pensado por Edith Stein, é um registro preciso, não situado na ordem afetiva, que se refere à certeza que é sentida pelo sujeito quando capta o sentido de algo, no registro da consciência e é designado por ela como o ato pelo qual o eu pode conhecer a experiência alheia, permite afirmar a intersubjetividade humana e garante uma visão não solipsista do mundo e nem do próprio eu que conhece.

O ato perceptivo do psicoterapeuta é formado pelo ver a pessoa e pela presença da pessoa ali na sua frente, podendo até tocá-la, pois ela está externa a ele. Na clínica, quando se está diante da pessoa atendida, nós a percebemos tanto fora quanto dentro, mas o que vai determinar nossa possibilidade de compreendê-la e, consequentemente, ajudá-la, é a percepção enquanto essa pessoa está dentro de nós.

Explicando melhor: a atenção do psicoterapeuta precisa ser focada de tal forma que não escapem ao psicoterapeuta tanto as expressões e os gestos externos do corpo da pessoa atendida quanto as conexões relacionais psíquicas e espirituais que ela faz enquanto evidencia o vivido. Por isso, não se pode olhar para a pessoa ali presente com opiniões pré-formadas, preconceitos, ou com os conhecimentos já adquiridos ou, ainda, com o que se quer impor àquela pessoa.

A dificuldade de se fazer a redução fenomenológica não está no método. A maior dificuldade está no psicoterapeuta. Explico melhor: ao psicoterapeuta cabe ter um desenvolvimento pessoal maduro e sadio, que lhe permita uma abertura ao acolhimento da pessoa atendida, do jeito que ela dá conta de se manifestar, ajudando-a sem interferir no conteúdo que ela manifesta. Isso exige simplicidade, humildade, perseverança, paciência, criatividade e amor fraterno.

Ninguém tem o domínio da mente humana porque o ser humano é livre em seus desejos, em seus pensamentos, em suas escolhas, porque gera em si mesmo decisões absolutamente pessoais e únicas e porque tem em si uma dimensão inviolável. Esse é o verdadeiro poder da pessoa humana. Ao equilíbrio do ser humano basta a vivência da verdade que permeia toda criação universal.

Vimos que a subjetividade é a dimensão humana da coparticipação das pessoas em experiências vividas em comum, permitindo-lhes partilhar compreensões, interpretações, comunicações, desvendar sofrimentos, nos quais as palavras, a representação e os signos não dão conta do vivido. Na redução fenomenológica estão presentes o Eu do terapeuta, o Outro do paciente e o Nós da relação. Agora, é-nos possível compreender que a verdade não está no fato, mas no sentido (ALES BELLO, 2006).

No ser humano, uma coisa é a estrutura da pessoa humana e outra coisa é o desenvolvimento da pessoa humana. Quando fazemos a redução fenomenológica começamos prestando atenção ao mundo que nos cerca (fora), conscientes dos nossos próprios recursos e do nosso próprio eu, refletindo sobre aquilo que se mostra ou aparece para nós e, ao percebermos o que se mostra para nós (dentro), começamos a conhecer o que é que se mostra e como se mostra para nós.

É na consciência que tentaremos evidenciar a vivência focada na psicoterapia com a redução fenomenológica. Vou transcrever aqui um texto da professora Angela Ales Bello que nos ajuda a entender melhor esse fundamento e essa busca.

> Por meio da busca do sentido, passo para a vivência da percepção; tendo essa vivência digo que a coisa existe. A percepção me motiva a dizer que existe: eis o motivo. Em seguida, pergunto: por que existe? Passando a outro nível, o nível metafísico; (o motivo da existência não está nas coisas, mas está fora delas, o motivo da existência é mais profundo). Tem-se desse modo, os problemas da motivação e da busca de fundamento. O fundamento para nós, na esfera cognoscitiva, é o eu e suas vivências. E o fundamento em si é Deus. (ALES BELLO, 2015, p. 66).

Vamos nos deter agora em conhecer alguns dos aspectos da Fenomenologia como método, que nos auxiliarão nas sessões de psicoterapia quando estivermos fazendo a redução fenomenológica. É importante lembrar que para a Fenomenologia a consciência é sempre descritiva e que conhecer não é simplesmente aprender, receber informações, mas agir usando a liberdade, e que a Fenomenologia nunca restringe, nunca controla, ou mede, ou julga, ou impõe, nem interpreta, ou se fecha sobre a realidade que investiga, ela sempre olha para a realidade sem preconceitos e abre os horizontes.

Agora vamos para o ato clínico. Nesse ato precisamos encontrar o enraizamento do que é humano. Para a Fenomenologia, as três frentes fundamentais de toda a investigação são: a consciência do outro, o mundo e o eu. No ato clínico temos que reconhecer as capacidades humanas que nos diferenciam das máquinas, das medidas, das plantas e dos animais. Nesse ato, todas as vivências da pessoa humana são doadoras de sentido, mesmo nos casos da recordação, da expectativa ou da fantasia, porque a recordação traz para o presente algo considerado passado; a esperança, algo futuro; e a fantasia, algo formado com base em experiências vividas.

Colocar-nos junto ao modo de ser-no-mundo da pessoa humana que nos busca em nossas lides psicológicas nos faz conhecer não apenas a psique, mas também o espírito humano. É esse agir do psicólogo que o torna útil às ciências humanas e o torna um fenomenólogo.

A investigação da clínica fenomenológica exige que o psicoterapeuta seja, ao mesmo tempo, fenomenólogo, psicólogo e psicopatólogo. Ele tem que compreender, a partir de dentro de si mesmo e do outro, a compartilhar a experiência e propor, por meio de uma argumentação baseada no vivido evidenciado da pessoa atendida, as possibilidades de enfrentamento daqueles problemas mentais, agindo com um estilo diferente, mas compreensível, de convivência. O porquê do agir diferente ou do argumentar com um agir diferente são as vivências que fluem, elas não estão paradas.

1.5 FRAGMENTOS DE UMA OPERACIONALIZAÇÃO DA REDUÇÃO NA CLÍNICA FENOMENOLÓGICA

Agora, num contexto como psicoterapeuta, penso que devo mostrar os fragmentos do como faço a psicoterapia fenomenológica em meu consultório. Digo fragmentos porque ainda é pouco o que eu aprendi sobre o que faço na clínica psicológica, por isso eu gostaria muito se você, leitor, que conhece a Fenomenologia de Husserl, fizesse-me críticas e sugestões ou, se possível, partilhasse comigo algo do que você sabe sobre a redução fenomenológica ou *epoché* e que faltou neste livro. Obrigada.

Segundo Edmund Husserl, o caminho é formado de duas etapas: (1) a busca do sentido dos fenômenos, que é a redução eidética; (2) e a busca de como é o sujeito que busca o sentido, que é a redução transcendental. Passo a passo, junto à pessoa atendida, chega-se a uma consciência completa, para ela, de cada vivência focada. Para fazer essa investigação pode-se utilizar de vários instrumentos e também do questionamento socrático, maiêutica, que significa tirar de dentro, como a parteira faz para trazer os bebês ao mundo. No caso que veremos a seguir, essa foi a nossa escolha.

No questionamento socrático estamos totalmente focados no que nos é mostrado e nos mantemos neutros, sem qualquer interferência ao fazer as perguntas. As perguntas só podem ser feitas sobre o que a pessoa evidencia, isto é, só para aclarar, para abrir caminho para se chegar à essência do que é evidenciado e se chegar ao sentido daquela vivência trazida pela pessoa em cada sessão da terapia, pois cada sessão é única. O tema trazido deve ser minuciosamente investigado com paciência e amor fraterno.

Durante todo o processo devemos estar "empatizados" com a pessoa atendida, intuindo com ela e totalmente voltados para ela. Nesse momento é fundamental que o psicoterapeuta faça um vazio de tudo o que sabe e se doe na relação terapêutica para conseguir colocar entre parênteses e ir às coisas mesmas, como diz Edmund Husserl. Mantendo o foco, junto à pessoa atendida vamos começar a entender os detalhes importantes da vivência ou imagem ou objeto ou lembrança daquela pessoa. Focar a atenção é o primeiro passo para se entrar na subjetividade.

Esse é um modo como os fenômenos podem começar a ser evidenciados, em que os procedimentos são inseparáveis do fenômeno interrogado e, portanto, também inseparáveis do pesquisador. O resultado dessa etapa da redução fenomenológica é "abarcar o sentido (ideia) da coisa" (ALES BELLO, 2006, p. 26). Essa é a redução que Husserl chama de redução eidética. Isto é, fazemos a busca do sentido do fenômeno, que é a primeira parte da redução fenomenológica, e a partir do momento em que já temos o sentido do fenômeno daquele ato vivido, buscamos, então, quem é a pessoa atendida e porque ela busca sentido, que é a redução transcendental.

Anteriormente, vimos que todas as dimensões humanas são estritamente conectadas, que existem diversos graus de atividades corpóreas, psíquicas e espirituais, e que essa estrutura humana é geral e universal. Assim, somos todos iguais na estrutura humana e únicos na forma como usamos essa estrutura humana, porque o ser humano é sempre o mesmo, mas é diferente em seus diversos graus de presença e realização de atividades. "Na análise fenomenológica primeiro analisamos os atos concretos, porque a consciência corpórea é preliminar a tudo! Depois se formula o conceito" (ALES BELLO, 2006, p. 40).

Comecemos a fazer a análise pelos atos concretos que vivemos, que são os atos corpóreos, como os instintos em geral (sede, fome etc.); dos atos psíquicos (emoções, impulsos para comer, beber etc.); e dos atos espirituais (reflexões, avaliações, decisões, controle etc.), registrados na consciência, na qual percebemos e registramos tudo o que vivemos.

(1) Para realizar a análise do sentido, primeiro nos colocamos diante do objeto da análise. Procuramos ver onde o objeto da nossa

análise está e fazemos um vazio de tudo o que sabemos, doando-nos totalmente àquela relação terapêutica numa escuta sem interferir. Em seguida, fixamos a imagem ou momento que nos foi dado, porque as vivências não estão paradas, elas estão sempre em movimento, e concentramos toda a nossa atenção no objeto ou momento vivido dado pela pessoa atendida.

(2) Lembrando que na psicoterapia, a percepção humana do objeto apresenta dois níveis: o ato e a reflexão sobre o objeto ou momento focado, começamos a descida para a subjetividade junto à pessoa atendida, usando exercícios simbólicos ou o questionamento maiêutico, que a ajudem a compreender o que está acontecendo com ela, deixando-a tranquila, como também situá-la nesse enfrentamento ou conhecimento do seu eu, ou de si mesma. Ao começar esse procedimento começamos, naturalmente, a prestar atenção e a refletir com a pessoa atendida sobre aquele ato vivido.

Durante todo o processo, começando por esse primeiro nível. Estamos cônscios, temos uma experiência perceptiva do ato vivido, que já está dentro da pessoa atendida, mas o ato em si está fora dela, enquanto coisa física, coisa existente. Quando o ato é visto e percebido por ela, ele já está dentro dela. Esse é o ato de ver na redução fenomenológica, que acontece enquanto vivemos o ato, enquanto estamos vivendo o ato-visto dentro de nós.

(3) Nesse momento, entramos no território do que é próprio do ser humano, do conhecimento e da consciência que um ser humano pode ter das coisas. Esse é o território das vivências, que frequentemente é estudado pela Filosofia e também pela Psicologia. A vivência implica na relação com algo que estamos vivendo enquanto temos consciência do que estamos percebendo. Ter consciência de algo e/ou dar-se conta de algo é registrar na consciência todos os atos que estamos vivenciando sabendo que estamos na relação com algo que estamos vendo ou tocando (ALES BELLO, 2006).

(4) As nossas sensações fundamentais nos colocam em contato com o mundo físico e conosco mesmos, mas, em especial, as sensações do tato e da visão, que fazem parte de uma estrutura específica vividas

por nós, são as que permitem a nós, seres humanos, poder compreender o sentido das coisas. No entanto, com relação a algumas coisas, o ser humano tem a capacidade de identificar o sentido imediatamente, enquanto para outras coisas tem mais dificuldade de identificar o sentido. É a intuição do sentido de cada vivência, o primeiro passo do caminho, que revela ser possível captar o sentido que a pessoa dá aos fatos vividos por ela e registrados na sua consciência.

(5) A consciência humana tem a capacidade de perceber e registrar tudo aquilo que realiza e de se dar conta de que está em relação, no ato da percepção, do que realiza. Aqui, quero fazer uma observação importante: o pensamento humano é de domínio apenas da pessoa. Só a pessoa em particular domina o que pensa; ninguém tem acesso ao seu pensamento, a não ser que a própria pessoa o revele. É importante lembrar que a consciência, em Fenomenologia, é uma dimensão sob a qual nós registramos todos os atos que estamos realizando, sejam eles perceptivos ou atos reflexivos. E também que, "tendo consciência dos vínculos do presente com o passado, sem uma relação de causalidade fatídica e projetando-se para o futuro" (MAHFOUD, 2019, p. 46), é na relação do sujeito com as coisas, que as características da sensibilidade, da forma e da individualidade da pessoa humana aparecem. Esse é o cuidado da Fenomenologia para não se transformar em mais uma visão metafísica ou uma explicação científica (MAHFOUD, 2019).

Se não pudermos intuir, se não pudermos captar o sentido da vivência, é porque há problemas mais graves – ou até mesmo crimes –, que, antes, precisam ser verificados, acolhidos com neutralidade e dessensibilizados pelo psicoterapeuta, para depois prosseguir com a redução fenomenológica. Não havendo esses crimes ou situações de grande sofrimento, somos capazes de intuir, de colocar em perspectiva a essência do vivido e/ou sentido da vivência imediatamente. Todos os atos que registramos na consciência têm características diversas e estão ligados ao mundo externo e ao mundo interno. A reflexão é uma vivência humana que corresponde à capacidade que o ser humano tem de se dar conta do que está fazendo. O animal não tem essa vivência (ALES BELLO, 2006).

(6) As vivências relativas às sensações corpóreas nos dão conta da nossa corporeidade. A corporeidade é preliminar a tudo aquilo que nós fazemos e é naturalmente o que nos dá a constituição do nosso ser e nos localiza em algum lugar. Estar em um lugar é estar em nosso corpo e a partir dele fazer referência ao objeto físico e ao espaço. Na corporeidade existem três níveis de dar-se conta da percepção na constituição do nosso ser: a interioridade, a exterioridade e a vivência dos atos que nos permitem ter consciência de algo dentro, fora e ato físico. A corporeidade antecede os atos psíquicos, que são os impulsos, instintos e reações, que nos levam para fora ou para dentro, compreendendo algo que estamos vivendo e que nos vem da nossa capacidade de avaliar a situação.

O termo impulso aqui se refere a uma série de atos que são de caráter psíquico; são atos psíquicos não requeridos ou não controlados por nós. Não somos nós a origem deles, nem o provocamos, mas os encontramos em nós; por exemplo: o medo, a angústia. Essa capacidade de avaliarmos a situação se apresenta com determinadas características que nos permitem identificar outros atos que não são nem de caráter psíquico, nem de caráter corpóreo, e nos fazem entrar numa outra esfera, que a Fenomenologia chama de esfera do espírito (ALES BELLO, 2006). "Através da vivência e da reflexão podemos fazer análises que nos revelem a estrutura geral dos atos: da percepção, dos atos relativos ao impulso psíquico, dos atos da avaliação e também da consciência que temos deles" (ALES BELLO, 2006, p. 46).

(7) O espírito não pode viver sozinho, ele habita a base psíquica e corpórea do ser humano, conectando diversos graus de presença e realização de atividades corpóreas, psíquicas e espirituais. Os atos espirituais são tudo aquilo que não é corpo, são todos os atos que refletem o espírito. São a parte da psique que reflete, decide, avalia e está ligada aos atos da compreensão, da decisão, da reflexão e do pensar. É no espírito que a força vital se mostra plenamente; nela, todas as dimensões humanas são estreitamente conectadas entre si. Ativar e direcionar essa força vital dá à pessoa humana a possibilidade

de vivenciar a sua vida na totalidade e unidade que lhe é própria e que está em permanente formação e transformação.

Quando a pessoa atendida percebe que ela não tem somente uma estrutura universal, mas tem a sua própria unidade, isto é, ela é única no mundo criado, ela começa a se expressar de forma livre, construindo do seu jeito, do jeito que dá conta, entre sombras e luzes, o seu próprio desenvolvimento e transformação, usando sua força vital. Cada ser humano, individualmente, tem todas essas características que podem ser mais ou menos desenvolvidas e tem um desenvolvimento do comportamento em certa direção, que todos nós consideramos válida para a convivência. "Aprendemos, e isso quer dizer que nos lembramos, pois, sem recordar não poderíamos continuar compreendendo ou escrevendo". (ALES BELLO, 2006, p. 46). O que nós, psicoterapeutas, descrevemos, por meio dos atos, nas psicoterapias fenomenológicas, é a conexão entre essas dimensões.

(8) A análise fenomenológica primeiro analisa os atos concretos, depois formula o conceito. Assim, examinando os atos, a começar pelo registro deles, a análise chega à estrutura do ser humano e afirma que somos corpo-psique-espírito, numa estrutura geral e universal. Durante a sessão de terapia somos conscientes de que temos a realidade corpórea, a realidade psíquica, a atividade espiritual e os outros registros dos nossos atos. Se um ato é psíquico ou corpóreo ou espiritual, de algum modo, nós o registramos em nossa consciência.

> O ser humano tem sempre a mesma estrutura. As vivências ligadas às sensações não são da mesma qualidade das psíquicas, e estas não são da mesma qualidade daquelas que chamamos espirituais e isso indica a estrutura constitutiva do sujeito. As diferenças são secundárias, pois as estruturas não mudam. (ALES BELLO, 2006, p. 49).

(9) Os atos universais sempre irão nos dizer o que cada ato é e também qual é o seu sentido, porque

[...] permitem tornar presente algo que não está mais presente e nos permite distinguir todos os atos imediatamente, intuitivamente na sua pureza, como: sensação, recordação, observação, atenção, distração, análise, etc. Pureza quer dizer captar a percepção e dizer o que em geral a percepção é. Dizer qual o sentido do ato perceptivo. (ALES BELLO, 2006, p. 47).

Pureza, na redução fenomenológica, quer dizer captar a percepção e dizer o que ela é sempre, não somente num caso específico, mas em todos os casos; dizer qual é o sentido do ato perceptivo; dizer o nosso entendimento do nosso sentir, do nosso ouvir ou agir, ou do nosso olhar. Cada um de nós sabe com todos os detalhes as vivências que tivemos. Na pureza é o espírito que domina o corpo em sua sensualidade, isso quer dizer compreender o sentido. O que nós sentimos que nos falta está dentro de nós. Vibrar com as coisas simples, inocentes e puras é vivenciar o amor original e é o próprio amor que contagia os relacionamentos humanos.

(10) Em toda redução fenomenológica os relacionamentos humanos precisam ser acolhidos pelo psicoterapeuta e serem trabalhados com profundidade. Isso ajuda a pessoa atendida a conhecer melhor a si mesma e, consequentemente, relacionar-se com a sua realidade vivida de forma desperta, aberta e sadia. Lembremos que as potencialidades da pessoa humana precisam de um ambiente favorável para serem desenvolvidas. Sabemos, por meio da nossa prática, que o não entendimento do nosso viver às vezes compromete profundamente as relações da pessoa humana consigo mesma, com os outros e com as oportunidades que as suas relações com o mundo vivido trazem de transcendência. A potência da vida humana não está nos extremos, ela está na vinculação da pessoa com a sua própria força vital, com a sua alma.

Darei agora um exemplo usando a figura de um funil para facilitar a compreensão do leitor. Vamos partir dos atos perceptivos, passando por toda a estrutura humana: corpo, psique espírito e alma, descrevendo os atos registrados na consciência humana levados pela pessoa numa sessão de psicoterapia. Pensemos que vamos fazer uma escavação até chegar ao sentido da coisa mesma como nos pede Husserl. Na boca de entrada do funil coloquemos o ato vivido a ser investigado e fixemos a imagem do ato ou do momento vivido dado pela pessoa atendida, para começarmos com o questionamento socrático.

Na Figura 1, vemos um exemplo da redução fenomenológica eidética; na Figura 2, um exemplo da redução fenomenológica transcendental. Ambas as figuras fazem parte da mesma sessão de psicoterapia, na qual estávamos trabalhando a autoestima da pessoa atendida. Como o objetivo aqui é apenas ilustrativo, o que está sendo apresentado aqui é apenas um recorte, da sessão inteira de psicoterapia, com o consentimento livre e esclarecido da pessoa atendida, assinado por escrito.

Figura 1 — Um exemplo da redução fenomenológica eidética

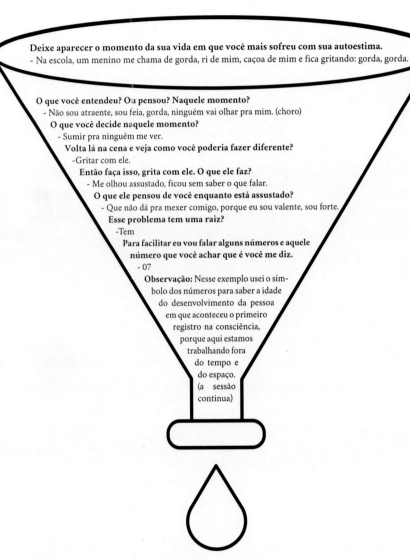

Fonte: a autora

Figura 2 — Um exemplo da redução fenomenológica transcendental

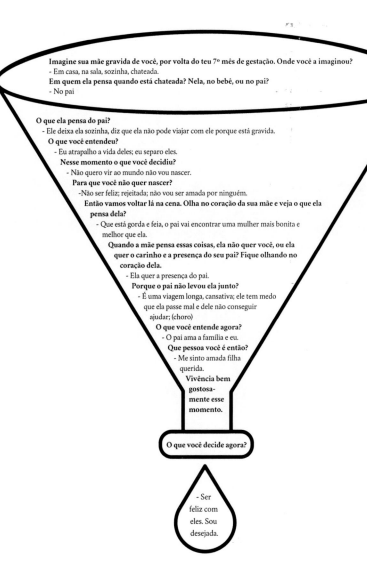

Fonte: a autora

CONCLUSÃO

Quando estamos refletindo a clínica a partir do método fenomenológico, não estamos investigando puramente a Fenomenologia da clínica; a partir dela, investigamos o todo da pessoa humana e damos à pesquisa psicológica a indicação necessária para fundar um caminho seguro, pois o que se acessa na clínica psicológica fenomenológica é o ser-no-mundo, o ser com o outro e o ser para o outro da pessoa humana.

Para realizar essa pesquisa devemos desenvolver uma postura terapêutica sensível e dinâmica em nossas reflexões, contando tanto com o método fenomenológico, com suas dimensões física e psicológica conectadas à dimensão espiritual do ser humano, como também com o método clínico empírico e impessoal. Isso não significa ater-nos às teorias para compreender aquela pessoa que nos procura, mas nos aproximarmos dessa pessoa com um olhar livre de prejuízos e preconceitos e, assim, podermos intuir a outra pessoa que se revela diante de nós e também a si mesma, com uma disponibilidade autêntica, e com ela buscar a sua singularidade, considerando a sua essência e sentido de vida. "A abordagem fenomenológica não dispensa as categorias diagnósticas nem o ato clínico, mas aponta a ineficácia destes quanto a pretensão de definir a pessoa de modo totalizante em sua realidade existencial" (BICUDO; ANTUNEZ, 2016, p. 47).

Todas as pessoas e, por conseguinte, todos os nossos "pacientes", têm a mesma estrutura humana, embora não as ativem do mesmo modo, não tendo, por isso, o mesmo conteúdo. Na psicoterapia fenomenológica acompanhamos cada ato, cada movimento, de modo intuitivo e dinâmico, e vamos percorrendo os caminhos entre o universal e o que é peculiar a cada pessoa em seu modo de viver nessa sua estrutura humana que é universal.

As coisas estão intimamente relacionadas. A matéria submetida à informação espiritual não é constituída apenas por sensações e o mundo em que vivemos não é um mundo apenas perceptivo. O ser humano não só sente desejo ou repulsa diante das coisas que lhe parecem agradáveis ou desagradáveis, mas também se sente alegre ou triste. O estado psíquico de uma pessoa não depende somente da sua história de vida e das condições em que vive, mas é também determinado pelo núcleo da sua personalidade.

Para a Fenomenologia, o termo redução tem o sentido de eliminação daquilo que é supérfluo para se chegar ao sentido da vida. Edmund Husserl mostra a direção dizendo que cada realidade espiritual singular tem a sua interioridade, tem uma vida de consciência em si mesma fechada e referida a um eu enquanto polo que centraliza todos os atos de consciência. Investigar e fixar as formas dessa corporalidade e espiritualidade e a sua essência, conscientemente, compete à Psicologia.

Permitamo-nos compreender que há aspectos das atividades do corpo vivente que podem ser estudados quantitativamente e, também, aspectos do corpo vivente que podem ser estudados apenas qualitativamente. Dessa forma, percebemos que o ser humano só pode ser estudado em sua totalidade.

A dignidade da pessoa humana e a responsabilidade dos psicoterapeutas e dos teóricos da Psicologia exigem uma ação e uma atitude de serviço desinteressado, que entre na raiz das fraturas e, presencialmente, nos problemas reais que nos são apresentados, tanto pelas pessoas quanto pelas comunidades ou mesmo pelo Estado. Para tanto, o aprimoramento da formação universitária dos psicólogos e a construção de uma fundamentação teórica que sustente toda a operacionalidade no campo de atuação do psicólogo tornaram-se, hoje, uma providência urgente e inevitável.

Traçar e implementar um novo arcabouço acadêmico para a formação e sustentação da atividade do psicólogo, sem preconceitos, sem rigidez ou imposições, preservando as raízes sadias já elaboradas com rigor por tantos estudiosos do passado, parece-me um caminho seguro para que nós, psicólogos, sejamos mais capazes, mais competentes e eficazes em nossas lides psicológicas.

Precisamos ter a humildade de reconhecer que tudo o que está constitutivamente integrado à vida do ser humano não pode ser arrancado ou excluído da pessoa humana. A alma do ser humano é uma forma que possui uma estrutura específica, humana e pessoal. Por isso, é necessário que conheçamos o núcleo da personalidade da pessoa, porque a vida espiritual dela está determinada pela peculiaridade desse núcleo. O espírito humano é livre, mas sem a verdade não há liberdade, pois ele nasceu para o amor e a alegria.

A Fenomenologia de Edmund Husserl, ao se propor contribuir com a Psicologia e com a psicoterapia no estudo do ser humano em sua totalidade, apresentando a introspecção rigorosa, apreendendo o ser humano de modo direto, pode fazer parte do arcabouço acadêmico das nossas universidades sem dever nada às outras teorias e práticas psicológicas já consagradas. A fenomenologia não busca as estruturas matemáticas que estariam dentro do cérebro, mas as estruturas concernentes aos aspectos antropológicos do ser humano. A Fenomenologia é uma introspecção em que a pessoa humana olha para si mesma e busca compreender-se na estrutura do seu ser.

PARTE 2
GRUPO DE ESTUDOS — TEXTO: FRAGMENTOS DE UMA APRENDIZAGEM DA CLÍNICA FENOMENOLÓGICA

2. INTRODUÇÃO

Queridos colegas psicólogos, sejam bem-vindos!

Os textos que eu apresento neste momento para vocês e/ou que ainda for elaborar para estudarmos juntos nos nossos encontros terão como base as minhas tentativas de vivências da Fenomenologia nas psicoterapias que faço em meu consultório, pois sou uma principiante e, mais ou menos, autodidata nos estudos da Fenomenologia de Edmund Husserl e Edith Stein. Para mim, a Fenomenologia é uma imensa rede de irrigação de água limpa que fecunda a nossa prática psicoterapêutica.

O meu principal objetivo, ao elaborar os textos, é facilitar, no que me for possível, o acesso à Fenomenologia, indicando caminhos que, no meu entender, podem nos aproximar mais e melhor dos estudos de Edmund Husserl, criador da Fenomenologia, e também dos ensinamentos de Edith Stein. O importante é que cada um(a) de vocês tenha as condições necessárias para traçar um caminho próprio no confronto dos dizeres da Fenomenologia com seus empenhos pessoais, independentemente da área de atuação de cada um(a) de vocês ou das suas vivências cotidianas.

E no início deste estudo de grupo, vamos dar ênfase às palavras-chave: Psicoterapia, Fenomenologia, estrutura da pessoa humana e redução fenomenológica, pois estes são os assuntos que embasam a psicoterapia que fazemos e também o motivo porque estamos aqui reunidos.

Objetivo deste estudo: continuar a aprofundar e partilhar o aprendizado da Fenomenologia de Edmund Husserl e Edith Stein

Descobri a Fenomenologia de Edmund Husserl há 24 anos, em 1997, durante uma psicoterapia que fiz para resolver uma depressão que me atormentava durante vários anos sem solução. Anteriormente, havia me submetido a três tentativas psicoterápicas, com três métodos diferentes de abordagem, e tinha resolvido que aquela seria a quarta e última tentativa psicoterápica e que, se não produzisse resultado satisfatório, eu abandonaria de vez o tratamento e a própria Psicologia, apesar de saber que a Psicologia era a minha vocação e missão.

Acredito que muitos de vocês já vivenciaram problemas semelhantes a esse com a Psicologia. É por isso que quero partilhar com vocês o pouco que já consegui apreender sobre a Psicologia Fenomenológica de Edmund Husserl e Edith Stein. Agradeço o interesse e o empenho de cada um de vocês. Quanto aos assuntos que não estiverem ao meu alcance ou que ainda não estão suficientemente claros para mim, iremos resolver juntos com pesquisas, leituras, conversas, ajuda de professores e outros meios que estiverem a nossa disposição. O mais importante neste momento é nos ajudarmos mutuamente na busca desse conhecimento.

Como já apontado anteriormente, a Fenomenologia de Edmund Husserl e de Edith Stein, ao invés de ser um tema superado, como querem alguns autores, é um tema amplamente desconhecido no mundo acadêmico e que, nos dias de hoje, tornou-se um exigente instrumento divisor de águas para que se possa apreender e entender a essência do que é ser humano. O nosso objetivo como psicoterapeutas, deve ser o cuidado da pessoa humana que nos busca em nossos consultórios; elas estão sofrendo sem vislumbrar uma saída para seu sofrimento e acreditam que, de alguma forma, nós podemos ajudá-las.

Essa ajuda vai exigir de cada um de nós uma mudança de paradigma e um envolvimento verdadeiro e profundo na nossa relação psicoterapêutica com elas. O novo paradigma para a Psicologia, que nos orientará neste estudo, vem da Fenomenologia de Edmund Husserl, que nos mostra com detalhes o tema das vivências humanas, ainda não explorado mais a fundo, nem ensinado nos cursos de graduação em Psicologia das nossas universidades.

Na primeira parte deste livro, vocês encontrarão alguns textos sobre a Fenomenologia, que serão novamente abordados neste estudo por serem de fundamental importância para uma correta aprendizagem da nossa parte. É o caso quando falamos de mudança de paradigma. Nesse novo paradigma precisamos ter coragem e deixemos na história, todas as teorias, programas, técnicas, métodos ou outros conteúdos aprendidos, que nos impedem de conhecer o ser humano em toda a sua inteireza e complexidade. Não podemos ter receio de falar em essência, interioridade, consciência, sentido, espírito e alma, ou, ainda, de olhar para a estrutura subjetiva do ser humano – corpo, psique e espírito –, comum a todos os seres humanos e que é fundamental para que os indivíduos, em suas existências delimitadas e variantes, possam ser tomados como pessoas, como nos alerta a filósofa, professora e doutora Angela Ales Bello. "Este olhar permite que em nossas análises possamos aceitar a enorme gama de modos do acontecimento da pessoa humana pois a essência está presente em cada ato da pessoa enquanto possa ser reconhecida justamente como pessoa". (ALES BELLO, 2015, p. 14).

As vivências humanas, aquilo que é vivido por cada ser humano em sua singularidade ou em sua coletividade, é o que nos revela um pouco, mas o suficiente, de quem é essa pessoa que nos busca em nossos consultórios para que possamos ajudá-la no seu mundo-da-vida, como diz Husserl. As vivências nos revelam uma pequenina parcela da sua estrutura vivida no corpo, no psíquico, no espírito e na alma. Digo um pouco porque não é possível a nenhum ser humano conhecer ou compreender os alcances e limites da pessoa humana em sua totalidade.

É a análise das vivências que nos permite chegar aos aspectos estruturais dos fenômenos humanos, tanto no corpo como na psique e no espírito, e nos dá fragmentos essenciais daquela vivência evidenciada, permitindo àquela pessoa encontrar o sentido de cada um dos seus atos.

Todas as pessoas, todos os nossos pacientes – vamos chamá-los de pessoas atendidas –, todos têm a mesma estrutura humana: corpo, psiquê e espírito, mas não ativam essa estrutura do mesmo modo, por isso as suas vivências não têm o mesmo conteúdo. Explicando de outro modo: as pessoas não ativam sua estrutura humana do mesmo modo que as outras pessoas humanas o fazem, porque cada pessoa vivencia cada ato de forma única e pessoal, mesmo sendo a sua estrutura universal. Cada pessoa é, ao mesmo tempo, única, com uma estrutura universal.

Na psicoterapia fenomenológica acompanhamos cada ato, cada movimento, cada escolha, de modo intuitivo e dinâmico, e vamos percorrendo os caminhos entre o universal e também o que é peculiar e único a cada pessoa em seu modo de viver nessa sua estrutura. As duas estão intimamente relacionadas. É assim que o método fenomenológico nos permite apreender o sujeito e, no mesmo ato, analisar o mundo se formando e a pessoa se desenvolvendo. Esse método não coloca sobre os nossos ombros a responsabilidade da cura, mas a responsabilidade do relacionamento sadio com aquela pessoa que nos busca no consultório.

Como já dissemos anteriormente, a consciência é o elemento fundamental da vida humana. As vivências de cada ser humano, que são encontradas por meio da redução fenomenológica, na descrição das atividades da consciência, são qualitativamente diferentes em cada pessoa atendida em psicoterapia. Esse é o principal fato que impõe a nós, psicoterapeutas, mudar o paradigma das psicoterapias que fazemos e colocar a pessoa humana no centro de toda a nossa compreensão e compromisso com o nosso fazer psicológico. Se partirmos sempre da pessoa humana como centro de todo o processo terapêutico para depois nos preocuparmos com as diversas práticas, métodos e técnicas de ajuda que melhor vão se adaptar àquela pessoa atendida por nós, seremos mais capazes de ajudar e seremos melhores psicoterapeutas.

A redução fenomenológica nos dá a essência universal e a análise individual das vivências que perpassam toda a estrutura da pessoa humana. Dá-nos, também, o sentido do que devemos fazer nas psicoterapias para auxiliar aquela pessoa que busca ajuda na psicologia. "A abordagem fenomenológica não dispensa as categorias diagnósticas nem o ato clínico, mas aponta a ineficácia destes quanto a pretensão de definir a pessoa de modo totalizante em sua realidade existencial". (BICUDO; ANTUNEZ, 2016, p. 47).

A dignidade da pessoa humana e a responsabilidade dos psicoterapeutas e dos teóricos da Psicologia exigem uma ação e uma atitude de serviço desinteressado, que entre na raiz das fraturas e, presencialmente, nos problemas reais que nos são apresentados tanto pelas pessoas quanto pelas comunidades ou mesmo pelo Estado. Para tanto, o aprimoramento da formação universitária dos psicólogos e a construção de uma fundamentação teórica que sustente toda a operacionalidade no campo de atuação do psicólogo tornaram-se, hoje, uma providência urgente e inevitável.

2.1 APREENDER A DIMENSÃO SUBJETIVA DO SER HUMANO

Edmund Husserl, preocupado com o que a nova ciência da Psicologia e a Ciência em geral estavam significando e poderiam no futuro significar para a existência humana com as ciências positivas, criou a Fenomenologia, distante do pensar natural comum naquele momento da segunda metade do século 19. Para ele não é suficiente tecer críticas sobre os limites e possibilidades da Ciência, mas se faz necessário entender como é possível conhecer e quais são as garantias do que é conhecido. Procurava evidenciar um ponto de partida seguro para o conhecimento, fundamentado na objetividade dos conteúdos, que descrevesse como acontece o desenvolvimento da pessoa humana num ser com sentido, entendendo o processo de constituição da subjetividade e seus correlatos. Assim, surge a Fenomenologia como método, apoiada na Filosofia e na Antropologia.

Com a Fenomenologia, temos a possibilidade de apreender, na clínica fenomenológica, o acesso à subjetividade humana e a ressignificação da compreensão do que é humano e suas vivências. Apenas a nossa atitude terapêutica tem que ser, obrigatoriamente, de aceitação dos fatos da maneira como nos são relatados, sejam de vivências de amor, sejam de vivências de dor.

A dimensão subjetiva permite sim ser desvendada quando a compreendemos na estrutura interna constitutiva da pessoa, como corpo, psique e espírito, o que caracteriza como é o ser humano. Essa estrutura está presente em todos os seres humanos sem distinção de raça, cor, cultura, religião, desenvolvimento humano, e qualquer outra diferença que possamos encontrar entre nós seres humanos. E para acessar essa estrutura fundante do que é verdadeiramente humano não precisamos nos esforçar; cabe a nós psicoterapeutas apenas desvendá-la dentro do que vivenciamos, junto àquela pessoa com quem estamos nos relacionando no nosso consultório. Essa é uma condição indispensável para que tanto nós nos conheçamos a nós mesmos, como também conheçamos os outros.

É assim, que o método fenomenológico nos permite apreender o sujeito e no mesmo ato analisar o mundo se formando e a pessoa se desenvolvendo. É assim que faremos emergir a precisa identificação da vivência entre corpo, psíquico e espírito, na unidade indivisível da pessoa humana.

Não é uma tarefa fácil, então, por que não acreditar nos estudos feitos com muito rigor e competência pelos filósofos Edmund Husserl e Edith Stein? Nós, psicoterapeutas, não estamos criando nada novo para ajudar a pessoa humana, estamos apenas tentando evidenciar o que já é próprio e natural no ser humano.

Aqui é importante lembrar que a Fenomenologia coloca em nossas mãos instrumentos preciosos que, vividos naturalmente, conduzem a nós e a pessoa atendida a essência de cada vivência ou ato vivido. Esses instrumentos como a empatia, a intuição e outros, permitem-nos escapar do posicionamento pseudointelectual que aponta continuamente a insuficiência das análises realizadas por outros, mantendo-se na abstração, e transformando o trabalho intelectual num instrumento de poder para os próprios interesses

Nós psicoterapeutas, precisamos realizar uma investigação que justifique os fenômenos do ponto de vista antropológico, tanto em relação à singularidade, quanto em relação ao sentido coletivo que esta dimensão subjetiva assume nas diferentes culturas e depois fazer o confronto com aquelas investigações específicas relativas ao campo da Psicologia e da psicopatologia. Somos os profissionais que estamos mais próximos da subjetividade humana.

2.2 APREENDER E CONHECER O REAL VIVIDO

Para a Fenomenologia, a consciência é caracterizada pelas vivências, por meio de atos vividos, intencionais e qualitativos. Em cada ato vivido pelo ser humano, existem fundamentos a serem reconhecidos. A tarefa da Fenomenologia é identificar as vivências que fundamentam esse conhecimento. A Fenomenologia de Edmund Husserl, distingue, mas não separa o ato de consciência voltado para o objeto, e o modo como esse objeto está presente na consciência como conteúdo. A consciência descritiva dos fenômenos vividos é espírito, então a consciência não pode ser investigada pelo método experimental, natural, exato, com medidas, mas deve ser investigada com o rigor da Filosofia e da Antropologia, na subjetividade humana, porque a consciência humana não pode ser naturalizada ou reduzida. Indico aqui, para facilitar a compreensão do tema vivências, os livros: *Introdução à fenomenologia* de Angela Ales Bello e o livro *Fenomenologia da relação*, da filósofa italiana Patrizia Manganaro, citados muitas vezes neste livro.

Para acessar as vivências na subjetividade é necessário, sim, colocar-se junto àquela pessoa atendida e vivenciar com ela; é preciso acolher a sua "loucura" e pensar com aquela pessoa as estratégias para clarear a situação vivida se reconhecendo no existir dela, para poder então encontrar como ela mesma deu conta daquela vivência. Para a Fenomenologia, estes dois aspectos da pessoa humana, de ser único e ao mesmo tempo ser universal, se apresentam como: conhecimento interno, conhecimento externo e também sentido, como essenciais à pessoa humana. O ser humano pode refletir sobre si mesmo, pode ser o sujeito e o objeto da sua própria reflexão. São as vivências que tornam as bases fundamentais da estrutura da pessoa humana serem reconhecidas.

Podemos chegar a cada vivência originária interna da pessoa humana em sua experiência vivida no mundo real, mas, para se chegar a essa vivência, não basta a maneira como o psicoterapeuta ouve ou entenda particularmente o relato da pessoa, sem considerar o conhecimento da estrutura físico-psicológica e espiritual daquele atendido.

A nós psicoterapeutas cabe aprofundar o relacionamento humano sadio e analisar com a pessoa atendida os sentidos das suas vivências trazidas ou evidenciadas no momento da psicoterapia, investigando tanto do ponto de vista psicológico como do ponto de vista filosófico-fenomenológico, e assim, na clínica, ater-se em particular às psicopatologias que nos possibilitam evidenciar e/ou revelar as dimensões invisíveis, incógnitas, submersas, múltiplas e complexas da pessoa humana.

A grande contribuição de Edmund Husserl para a psicoterapia, como também para toda Ciência Humana, foi a redução fenomenológica, ou *epoché*, como um estilo de pesquisa. Nela, o psicoterapeuta reconhece a vivência com uma surpreendente simplicidade de forma e evidencia ao mesmo tempo os próprios recursos e o próprio eu da pessoa atendida.

2.3 APREENDER AS RELAÇÕES VITAIS ENTRE CORPO-PSÍQUICO-ESPÍRITO E ALMA DO SER HUMANO

O que é básico para a Fenomenologia, principalmente para Edith Stein, é concentrar a atenção na interioridade do ser humano. A conversão do nosso olhar psicoterapêutico para a interioridade humana deverá buscar a verdade e o seu sentido, livre de preconceitos. Olhar para as coisas, olhar para o ser humano e olhar para o sagrado dentro dele como se apresentam, como são, sem nada preconcebido. Tudo precisa ser justificado pela evidência dos fenômenos, pois Fenomenologia é descrição do fenômeno, é conhecimento do fenômeno, conhecimento do ser enquanto se manifesta à consciência como fenômeno, é ciência, e não como um fato empírico. Fazer desse modo a nossa investigação psicológica é ser fenomenólogo. É ser autêntico no conhecimento da verdade, seja ela qual for.

Por que estou trazendo aqui essa premissa da Fenomenologia novamente? Porque precisamos aprender as relações vitais do nosso corpo-psíquico-espirito-alma, e assim começarmos a entender como nossa estrutura interna de seres humanos é constituída. A consciência humana é caracterizada pela vivência por meio de atos que experimentamos. Isso quer dizer que a consciência humana não pode ser naturalizada ou reduzida como quer o empirismo. A atenção do olhar psicoterapêutico deve ser direcionada não só para as mudanças subjetivas, mas para a essência da realidade, do jeito que ela se manifesta, do jeito que o espírito encontra a verdade. Esse movimento, digamos assim, é intuitivo. Nesse processo, atenção, intuição e empatia andam juntas. Vejam, existem diferenças entre Psicologia e Ciências da Natureza e diferenças entre Psicologia e Ciências do Espírito.

Agora foquemos nossa atenção nas relações vitais. Para apreendermos como as relações vitais agem na nossa estrutura humana e como vão restabelecer as conexões perdidas entre racionalidade e vida, e, ainda, como vão dar um fundamento antropológico filosófico e fenomenológico para as Ciências Humanas; precisamos entender que somos uma unidade psicossomática e que existe uma integração sistêmica inseparável entre o que chamamos de dimensões física, biológica, fisiológica, mental, psíquica, espiritual, anímica, alma e quaisquer outras categorizações que as diversas teorias propõem. Tudo isso está interligado. E tudo isso deve ser levado em conta num processo de psicoterapia e aperfeiçoamento pessoal.

As relações vitais vão nos impulsionar a dar a forma de uma cultura racional à vida ética individual e comunitária, indo aos problemas mais fundos da subjetividade e da vida humana como um todo. É o entendimento dessa unidade no ser humano o que leva a compreender que o sofrimento, a doença, o desiquilíbrio, não se curam só com recursos internos, como o pensamento e a vontade, nem só com recursos externos como terapias e medicamentos, mas também com a sistêmica e harmoniosa parceria entre todos esses recursos, respeitando a realidade da unidade psicossomática e espiritual de cada pessoa humana.

A partir dessas considerações, podemos entender que a Fenomenologia não doa a Psicologia somente os instrumentos para a compreensão do ser humano na sua totalidade e complexidade, mas também aproxima dela a Filosofia, que diz como é feito o ser humano, com quem a Psicologia trabalha.

Essa postura nos coloca a responsabilidade de analisarmos o ser humano no seu aspecto vital, que é a sua alma, também no seu corpo, pela percepção dos cinco sentidos, na sua psique, por meio da função perceptiva dos atos de reação emotiva e afetiva, no seu espirito, pelas funções intelectual, de vontade e valores, e nos atos que controlam suas escolhas, que é a sua liberdade. É a força vital, essa estrutura de abertura, encarnada e acionada pelo ser humano, que recebe o nome de alma na Fenomenologia.

2.4 APREENDER E ENTENDER A ESSÊNCIA DO SER HUMANO

O texto abaixo quer dizer que Husserl distingue dois aspectos da consciência na redução fenomenológica, ou seja, a sua qualidade intencional e a análise das vivências. Ele distingue, mas não separa. Não é um dualismo, é uma dualidade entre sujeito e objeto. Por exemplo: cada um de nós percebe de maneira diferente os sons e as cores porque estes não são constituintes da consciência humana. A filósofa Patrícia Manganaro mostra-nos que:

> Na base da fenomenologia está a relação entre a consciência intencional e a realidade. O significado não está na consciência como parte constituinte, mas como correlato intencional do como o que na consciência é compreendido. Um é aquele aspecto para o qual a consciência é uma realidade, ou seja, um complexo de fatos psíquicos que se tornam um real devir; o outro é aquele pelo qual os fatos de consciência surgem, um objeto está presente. (MANGANARO, 2016, p. 34-35).

Outro exemplo são os símbolos que podemos usar durante o processo psicoterápico para ajudar a pessoa atendida a clarear a vivência em foco, da mesma forma, também esses símbolos não fazem parte da vivência que estamos analisando. As nossas emoções, ou sensações táteis fazem parte das nossas vivências, por isso são constituintes da consciência, são partes da consciência porque são partes de suas vivências. Por isso a consciência em Fenomenologia é descritiva. Nós psicoterapeutas descrevemos as vivências pessoais da pessoa atendida para compreendê-las.

Husserl chama de noesi o ato de consciência real, o ato de perceber, e de noema o objeto da percepção; aquilo que é presente à consciência e aquilo para o qual a consciência está aberta. Assim, para o exercício da redução fenomenológica, a *epoché*, ir às coisas mesmas, como mostramos anteriormente, ele propõe como uma livre busca da verdade e do seu sentido. Aqui a questão do método está relacionada com a conversão do nosso olhar terapêutico e com a nossa libertação dos preconceitos, que nos impedem de admitir afirmações de coisas enquanto existentes não justificadas pela evidência dos fenômenos (MANGANARO, 2016).

Se compreendemos isso, começa a se delinear para nós que, dentro da Psicologia, é fundamental e necessário considerar também a dimensão espiritual do ser humano para que possamos considerar, por exemplo, como a pessoa consegue tomar uma posição propriamente pessoal, mesmo dentro de relações fragmentadas? O alargamento do nosso horizonte é muito importante e necessário para que possamos compreender a totalidade do que Edmund Husserl e Edith Stein nos propõe. A atitude natural, assim como ela se dá na pessoa, não é alterada pelas interpretações, ou sugestões, ou julgamentos, ou métodos, ou técnicas que o psicoterapeuta propõe, porque a missão da vida humana é um exercício de liberdade.

Para isso, a Fenomenologia propõe a análise das vivências que nos diz que precisamos adentrar o mundo de caráter físico e nos darmos conta de que nós podemos conhecer também o mundo humano por meio da nossa interioridade e perceber que o mundo físico permanece sempre externo a nós, transcendente, fora de nós, mas que com ele temos um vínculo que é a nossa corporeidade. O nosso corpo além de vivente, tem matéria, tem estímulos, e, é veículo de percepção que é um ato integrado.

Agora, no século 21, é urgente e necessário que o psicoterapeuta construa com autonomia e responsabilidade, com a pessoa atendida, o melhor caminho para que ela se desenvolva e se aprimore na sua humanidade, num ambiente que colabore na sua completa formação. Esse esforço humano do psicoterapeuta de captar o singular e o universal na pessoa humana é o que Edmund Husserl propõe a psicopatologia.

2.5 APREENDER A REALIZAR UMA INVESTIGAÇÃO ANTROPOLÓGICA NA SINGULARIDADE E NO SENTIDO COLETIVO QUE A DIMENSÃO SUBJETIVA ASSUME NAS DIFERENTES CULTURAS

A Fenomenologia não se compromete com a explicação das coisas, ela busca a experiência, a vivência que permita falar de matéria e concentra-se na descrição dessa experiência, numa investigação que evidencie o que é singular e o que é coletivo nas diferentes culturas. Nesse sentido, Edmund Husserl olha para a Psicologia como uma ciência específica, que tem por base uma humanidade autêntica, congregada nas tarefas infinitas de realização da razão e mostra que nós humanos não somos condicionados para sempre, como quer nos fazer crer a famosa empiria. É muito importante que tanto a parte teórica como a parte prática da Psicologia estejam organicamente integradas a uma visão ampla, global do mundo, numa concepção global do que é ser humano, e qual é o seu lugar no mundo, suas atividades, suas potencialidades etc.

Éric de Rus, em seu livro *A visão educativa de Edith Stein*, afirma que "a inserção num todo mais vasto faz parte integrante da estrutura do ser humano" (RUS, 2015, p. 42). E mostra-nos o ser humano consciente e livre.

> O ser humano se define essencialmente como "um eu consciente e livre". Ele é o sujeito de uma vida consciente, consciente de si mesma. Em condições normais de existência, cada indivíduo, ao tomar consciência de si mesmo e ao experimentar a certeza de seu próprio existir, interroga-se sobre o sentido desse existir: "o que é o existir (ser) de que eu sou

consciente?" A tomada de consciência de si abre, portanto, ao conhecimento de si, à exploração do eu, quer dizer, deste "ente cujo ser é vida". O ente humano é capaz de se conhecer e de progredir nesse conhecimento até o ponto de "compreender sua vida e dar-lhe forma livremente por si mesmo". Conhecer-se é reconhecer sua finitude, "o fato de ser algo e não ser tudo". (RUS, 2015, p. 40, grifos do autor).

O ser humano não vem ao mundo acabado; sua existência é uma existência no mundo e sua vida é uma vida em comunidade. Cada indivíduo se desenvolve e se torna verdadeiramente aquilo que deve ser graças às influências recebidas do seu meio. Ao longo da sua vida o ser humano vai se construindo e se renovando incessantemente, sem nunca alcançar um estado definitivo. Durante a sua vida ele retira do seu modo inferior de ser a força que precisa para o seu modo superior de ser. Essa incompletude, implica uma responsabilidade da comunidade quanto a formação de seus membros. A família sozinha não dispõe de todos os meios naturais para cultivar os talentos das crianças, nem de meios sobrenaturais para alcançar o propósito eterno. Cabe ao Estado e a Igreja, garantir a existência de estruturas que ajudem o ser humano levar a cabo o conhecimento de si mesmo (RUS, 2015).

Para que uma comunidade seja um povo é necessário que seus membros assumam responsabilidades recíprocas. "Cada membro considera sua liberdade, assim como também quer a liberdade do outro e, a partir daí, verificam qual é o projeto conjunto. O projeto pode ser útil para a comunidade, mas deve ser útil também para cada membro." (ALES BELLO, 2006, p. 73). Sabemos que o ser humano não consegue se realizar plenamente sozinho; por isso quando cada membro aceita a comunidade como lugar de seu movimento individual, se forma uma nova personalidade que é a comunidade.

2.6 O PROCESSO PSICOTERAPÊUTICO

2.6.1 Objeto da Psicologia: teoria psicológica e fazer psicológico

Voltemos aqueles tempos da nossa graduação nos preparando para sermos psicólogos. Uma das primeiras perguntas que os professores nos faziam era essa: "qual o objeto da psicologia?" e ficávamos esperando com ansiedade, que o professor nos desse uma resposta que se encaixasse perfeitamente no motivo porque estávamos ali na universidade, depois de muito esforço e tentativas frustradas. No entanto, muitas vezes, essa resposta veio apenas enfatizando a tecnologia fria, calculada, medida, ausente, sem compromisso com o ser humano.

Vejamos o que nos mostra Edmund Husserl a esse respeito: "As ciências estão construídas sobre a obviedade do mundo da vida, por quanto a partir dela fazem uso daquilo que, em cada caso, é necessário para os seus fins. Contudo, utilizar o mundo da vida desta maneira não quer dizer conhecê-lo cientificamente a ele mesmo no seu modo de ser próprio" (HUSSERL, 2012, p. 102).

E mais adiante:

> O contraste entre a objetividade e a subjetividade do mundo da vida tem, contudo, de ser desde já apreendido com toda a exatidão, como um contraste determinante para o sentido fundamental da própria cientificidade objetiva, e de ser certificado contra as fortes tentações para a sua substituição. O mundo da vida é um domínio de evidências originárias. (HUSSERL, 2012, p. 103).

Em outro momento, Husserl nos mostra que as teorias, as configurações lógicas, não são coisas do mundo da vida, são representações em si, são proposições em si, conclusões e demonstrações em si, são unidades ideais de significado cuja idealidade lógica determina a sua verdade em si (HUSSERL, 2012).

Husserl tem o objetivo de compreender em profundidade esse mundo da vida em que nós seres humanos estamos inseridos, para chegar às operações humanas que o tornam possível. Ele distingue claramente o conceito de vivência, ou vivido, da representação e da sensação, tomando a vivência como âmbito intermediário entre o eu puro e o objeto no sujeito, mas não no âmbito da empiria (ALES BELLO, 2015).

Husserl insiste que o problema da ciência é o método que a própria ciência utiliza para tomar conhecimento do real no ser humano e afirma que isto só é possível na medida em que o real esteja presente para o sujeito da experiência na vivência, isto porque somos nós seres humanos sujeitos de vontade livre, que constante e conjuntamente configuramos o mundo que nos circunda.

O objeto da Psicologia é o ser humano na sua inteireza, complexidade e dignidade. Então a tarefa da Psicologia e dos psicólogos é conhecer esse ser humano como ele é, e quem ele é. Para tanto, o paradigma do fazer psicológico que vem sendo utilizado até aqui, não tem dado conta dessa tarefa na sua totalidade, é preciso mudá-lo para um paradigma mais eficiente e compatível com as exigências próprias do que é ser humano.

Fazer a clínica psicológica por meio do método fenomenológico e, a partir dele, investigarmos o todo da pessoa humana é darmos à pesquisa psicológica a indicação necessária para fundar um caminho seguro, ao que se acessa quanto ao ser-no-mundo, o ser com o outro e o ser para o outro, na clínica psicológica. Para isso, precisamos nos permitir compreender que há aspectos das atividades do corpo vivente que podem ser estudados quantitativamente e, também, aspectos do corpo vivente que podem ser estudados apenas qualitativamente. Dessa forma, o ser humano será estudado em sua totalidade.

2.6.2 A dimensão da consciência humana

Vimos na primeira parte deste livro, que na Fenomenologia de Edmund Husserl, a consciência que acessamos é apenas descritiva, porque é uma atividade. É a consciência dos atos vividos pela pessoa humana em todos os seus atos, sejam eles perceptivos ou reflexivos que são ali registrados e só pode ser analisada em ato, pois ela sempre se põe em movimento com conteúdo.

É possível investigar a consciência porque ela não é um depósito, ela não é um lugar, ela é o que está se passando no agora. Ela não é um baú, ela é o que há de evidente, ela é o fluxo de vivências sem vínculo com o cérebro porque não é uma coisa.

A consciência em Fenomenologia é uma estrutura universal do ser humano que não depende da memória, mas da relação e o que aparece de evidente na análise da consciência é a essência. Ela é uma relação intelectual ou sensível com alguma coisa.

Na Fenomenologia é o ato da consciência que dá a origem a relação, a reação do indivíduo, e a tudo o que se apresenta para ele. Por exemplo, o eu estabelece uma relação específica com uma cadeira; ou com um cheiro.

A consciência é uma dimensão que tem a capacidade de perceber e registrar tudo aquilo que realiza e de se dar conta de que está em relação, no ato da percepção, e do ato que realiza.

Para se entender melhor a atividade da consciência é de importância radical aprender que somos uma unidade psicossomática, e que existe uma integração sistêmica inseparável entre o que chamamos de dimensões física, biológica, fisiológica, mental, psíquica, espiritual, anímica e quaisquer outras categorizações que as diversas teorias propõem, que é a nossa força vital e que a Fenomenologia também chama de alma. Tudo está interligado. E tudo isso deve ser levado em conta num processo de psicoterapia.

A Fenomenologia tem como obrigação chegar à essência, ou a coisa mesma, que é o que possibilita o conhecimento, mas não interessa ao fenomenólogo explicar a gênese do conhecimento.

Quando entramos na subjetividade da pessoa humana, com a redução fenomenológica, compreendemos que a subjetividade agora é objetividade transcendental e que o transcendental não se confunde com o que está fora de nós, mas nos faz conhecer o que está fora de nós, o mundo-da-vida, pois coloca em evidência a vivência e perde o mundo objetivo, firmando-se no si mesmo. Assim, resume-se a essência dos dois polos correlativos da subjetividade e da objetividade constitutiva da consciência.

A Consciência é uma dimensão humana que permite incluir todas as vivências do ser humano, que não deriva do mundo, porque sua base são as vivências, mas serve para conhecer o mundo. Permite reviver em nós o processo dentro e fora, o que está a nossa volta e, também, o conhecer a nossa própria experiência interna, que transcende o mundo e serve para conhecer o mundo.

2.6.3 O ser humano na sua totalidade

O entendimento do ser humano como um todo, deve ser a base do fazer psicológico. Esta é uma tarefa urgente para o psicólogo que se propõe a fazer a psicoterapia. Se compreendemos isso, começa a se delinear para nós que, dentro da Psicologia, é fundamental e necessário considerar também a dimensão espiritual do ser humano para que possamos considerar, por exemplo, como a pessoa consegue tomar uma posição, fazer uma escolha propriamente pessoal, mesmo dentro de relações fragmentadas.

Edith Stein, na sua antropologia filosófica, ao analisar o ser humano, faz uma descrição da estrutura que se revela na experiência, identificando o que o ser humano tem em comum com os outros seres, e também o que o ser humano tem de próprio.

As coisas materiais singulares são a individualidade; tudo o que chamamos de material é experimentado como algo individual, fechado em si mesmo, isto é, forma uma unidade, é único, é algo determinado. O movimento vem de fora. Sempre percebemos os seres individuais com uma identidade própria, por meio de nossos cinco sentidos. Tanto a sensibilidade, a forma e a individualidade são características que aparecem no modo como as coisas se mostram a nós em tudo que tem um corpo, em tudo que seja uma porção de matéria; a este nível de materialidade a Fenomenologia chama de corporeidade.

No vegetal, no animal e no ser humano, o movimento vem sempre de dentro, a complexidade deles é muito maior que a da matéria. Podemos nomear esse movimento e chamá-lo de vida. Vir de dentro não tem o sentido de lugar, ou de algo que está em um ponto dentro do corpo. Vir de dentro significa que o princípio do movimento ou da transformação está na própria pessoa. É um princípio que age dentro dela, na sua totalidade. Esse fenômeno do movimento nos permite aproximar dos confins do ser humano e da sua complexidade, permite-nos compreender e tratar o ser humano como um todo. É o espirito. É a alma (SAVIAN FILHO, 2019).

Agora que conhecemos a diferença entre matéria e espírito, entre corpo e alma, podemos evidenciar e analisar nas vivências, com maior propriedade, o que é fundante no ser humano, quando fizermos a redução fenomenológica. Faremos uma pequena análise da estrutura do ser humano, separadamente, nas suas dimensões física, psíquica, espiritual e alma, com o desejo de ser um pouco mais didática e facilitar a compreensão. Na verdade, essas dimensões estão entrelaçadas. Tanto a espiritualidade quanto a vida sensível convergem e se encontram entrelaçadas no ser humano, isso é fundante, como já vimos. Nesse momento, ficará de fora dessa análise muitas coisas que pertencem inegavelmente ao fenômeno da vida do ser humano. Realidades essas que facilitam a compreensão e o aprofundamento, do dinamismo, da diversidade, da materialidade e da complexidade do ser humano, mas que estudaremos mais tarde, quando a nossa compreensão dos assuntos básicos da Fenomenologia for assimilada.

2.6.4 O cuidado psicoterapêutico do ser humano

Mesmo tendo comentado anteriormente sobre o cuidado psicoterapêutico, precisamos voltar a esse assunto porque, para a fenomenologia, só podemos analisar a consciência em atos, pois ela é uma relação intelectual ou sensível com alguma coisa, e o que aparece de evidente na análise da consciência é a essência, é a coisa mesma; e ainda, é o ato da consciência que dá a origem a relação, a reação do indivíduo, e a tudo o que se apresenta para ele.

Lembremos que em Fenomenologia, o ser humano tem a capacidade de ter consciência de ter realizado atos, enquanto ele está vivendo esses atos, e sabe que os está realizando na relação com algo que está vendo ou tocando, como já vimos. Quando falamos da estrutura da pessoa humana, estamos nos referindo ao estruturar-se da pessoa humana, porque, "[...] o elemento propriamente humano é uma dinâmica de estruturação, uma abertura constitutiva, sempre em devir, que se manifesta em processos efetivos" (ALES BELLO, 2015, p. 15).

Estamos falando de cuidado psicoterapêutico, assim como do relacionamento com a pessoa atendida, de superar a impessoalidade e de colocar a pessoa atendida no centro dos nossos cuidados numa relação sadia e responsável. Nesse momento, nosso olhar precisa ser livre de pré-conceitos, de pré-juízos, de conhecimentos adquiridos, para que possamos intuir o que se revela diante de nós. O nosso acolhimento dessa relação, com uma disponibilidade autêntica, desvendar-nos-á as essências das vivências trazidas pela pessoa atendida, pois nós intuímos a pessoa do outro por essência, buscando a sua singularidade, mas considerando sua essência universal.

Esse esforço humano do psicoterapeuta de captar o singular e o universal na pessoa humana é o que Edmund Husserl propõe a psicopatologia. A atitude natural, assim como ela se dá, não é alterada pelas interpretações, ou sugestões, ou julgamentos, ou métodos ou técnicas que o psicoterapeuta propõe porque, a missão da vida humana é um exercício de liberdade. Para isso, a Fenomenologia propõe a análise das vivências que nos diz que precisamos adentrar o mundo de caráter físico e nos darmos conta de que nós podemos conhecer também o mundo humano por meio da nossa interioridade.

2.7 ESTRUTURA DA PESSOA HUMANA

2.7.1 A experiência vivida na pessoa humana

Edmund Husserl destaca que a percepção do mundo físico é uma porta para se entrar na interioridade do sujeito humano e compreender como ele é feito. Na clínica, essa percepção precisa ser atenta e aguçada para dirigir a atenção a um ponto de reflexão. Esse movimento é como se fosse um hiato no pensamento em fração de segundo. E essa é uma capacidade do espírito que precisa ser treinada pelo psicoterapeuta, para que ele possa captar o significado do profundo, para captar a essência, ou como diz Husserl captar a coisa mesma. Esse treinamento exige o esvaziamento interior de si mesmo da pessoa do psicoterapeuta. É uma atitude de doação que envolve toda a estrutura da pessoa com atenção especial para o espírito e a alma. Husserl prioriza o sentido do tato como o mais importante, porque o tato permite que registremos os confins físicos do nosso corpo, e permite orientarmo-nos no espaço. O tato nos dá a sensação do nosso corpo interno e do corpo externo, e também nos dá a conexão e distinção entre o nosso corpo e o corpo diferente do nosso.

Só podemos analisar a consciência em atos, segundo Edmund Husserl: "[...] o ser humano tem a capacidade de ter consciência de ter realizado esses atos, enquanto ele está vivendo esses atos, e sabe que os está realizando na relação com algo que está vendo ou tocando" (HUSSERL,1992 *apud* ALES BELLO, 2006, p. 31-32).

Vou repetir aqui, para ajudar na memorização, o que percebemos quando acessamos as vivências. Em cada vivência distinguimos antes de mais nada: 1) um conteúdo é recebido na consciência (por exemplo, um dado relativo ao bem-estar); 2) viver esse conteúdo na consciência ou apreendê-lo na consciência (por exemplo, ter sensações, sentir uma sensação de bem-estar); 3) e a consciência desse viver, em maior ou menor medida o acompanha sempre, pelo qual o viver mesmo é indicado como consciência (ALES BELLO, 2015).

Percebemos desde o caminho anterior à percepção chamado de síntese passiva, em que nós reunimos elementos sem nos darmos conta de que o estamos fazendo, sendo afetados por essas operações antes que façamos qualquer coisa, mas não podemos deixar de fazê--las, até entendermos como uma determinada pessoa vivenciou aquela percepção e/ou tomou determinada decisão. O ponto de honra da Fenomenologia não é dar explicação ou fazer interpretações, mas descrever a vivência dada pela pessoa atendida.

Para a Fenomenologia não interessa a explicação se a matéria tem energia ou não. Ela busca a vivência que permite falar de matéria e concentra-se na descrição dessa vivência, porque o ser humano só tem experiências de coisas singulares, como vimos quando mostramos a diferença entre matéria e vida, com o movimento que vem de fora e o movimento que vem de dentro da pessoa humana.

Já a percepção é o resultado do nosso dar-se-conta de algo. Por exemplo, a consciência de tocar em alguma coisa e registrar esse ato de tocar enquanto estamos vivendo esse ato de tocar em alguma coisa. Este ato é o registro da vivência de tocar. É por meio das vivências, que chegamos à conclusão que existe um corpo em relação com o mundo externo. Assim, a percepção nos diz que estamos em contato, a partir das sensações, com o mundo físico que é percebido por nós. Nos atos perceptivos ativamos também a atenção quando nos concentramos sobre alguma coisa.

A reflexão também é uma vivência humana porque corresponde à capacidade que o ser humano tem de se dar conta do que está fazendo, isto é, dar-se conta de que está vivendo o ato da percepção. Assim temos no primeiro nível de consciência os atos perceptivos e no segundo nível de consciência os atos reflexivos. Na pessoa humana, não existe somente interioridade e exterioridade, mas: interioridade (dentro), exterioridade (fora) e esse terceiro momento da vivência que é o registro dos atos, que nos possibilita ter consciência.

Identificamos também, outras vivências que não são de caráter psíquico nem da ordem corpórea, que nos fazem entrar na esfera do espírito. São as vivências que não controlamos, mas as encontramos em nós, são elas: as reflexões, as decisões, as avaliações, o controle; que são os aspectos das faculdades que dizemos superiores, da razão, da vontade e do espírito propriamente dito. Essas são as nossas vivências que fazem a conexão das três dimensões da estrutura humana: corpo, psique e espírito. Nós, seres humanos, na nossa estrutura universal, somos estas três dimensões, mesmo potencialmente, mesmo que as dimensões da psique e do espirito não sejam ativadas.

2.7.2 Vivências do corpo

O corpo humano é ao mesmo tempo, o nosso limite e a nossa porta de entrada para o mundo-da-vida. Ele é um corpo-sujeito. "Estamos indissoluvelmente ligados a ele e isso não nos aprisiona numa mônada, mas indica a unicidade de cada ser humano que, enquanto psicofísico e espiritual, já nos revela no próprio *Leib* sua inviolabilidade, dignidade, liberdade e originalidade" (MANGANARO, 2016, p. 53).

É nos atos de percepção que se constitui a natureza física do ser humano. O corpo também é a nossa referência de espacialidade; é como um ponto zero, que não é localizado com exatidão, mas, localiza as nossas sensações que estão circundadas ao corpo. O corpo vivo é a linha divisória entre o interior (dentro), e o exterior (fora), e tem a função de nos colocar em relação com a psique e o espírito dos outros eus. O outro é um outro eu semelhante a mim no corpo, na psique e no espírito, os eus se encontram por meio da comunicação intersubjetiva (MANGANARO, 2016).

Como vimos anteriormente e para ajudar a nossa compreensão, vamos repetir aqui o que é fundante no ser humano. No nosso corpo temos um primeiro nível de consciência que é o nível dos atos perceptivos e um segundo nível de consciência que é o nível dos atos reflexivos. As vivências do nosso corpo correspondem a ter consciência de todos os atos perceptivos e reflexivos que registramos. Tudo o que vivemos passa pelo registro na consciência. Como acontecem essas vivências? Angela Ales Bello nos explica:

> O tato segundo Husserl, é o sentido mais importante em absoluto, porque dele registramos os confins físicos do nosso corpo, que permite orientarmo-nos

> no espaço. O tato nos dá, portanto, a sensação do nosso corpo e do corpo externo ao mesmo tempo. Não só a distinção, mas também a conexão e a distinção entre o nosso corpo e o corpo diverso. (ALES BELLO, 2006, p. 37).

É a partir do registro dos atos do tato, da visão, do olfato, da audição, que podemos dizer que temos um corpo em relação com o mundo externo. Husserl conclui que podemos dizer que temos um corpo baseando-nos na análise dos atos registrados por nós, isto é, das sensações corpóreas que registramos, que é a corporeidade.

A criança por exemplo, ela vai captando gradativamente a sua corporeidade justamente pelo contato com o físico e com os limites. Nós não refletimos o tempo todo sobre os nossos limites, mas temos consciência deles sempre. Isto quer dizer que nós estamos cônscios das nossas limitações corpóreas e que queremos nos defender. A nossa corporeidade precede tudo aquilo que nós fazemos e, é naturalmente o que nos dá a constituição do ser. Por exemplo: estar em um lugar, primeiro vivemos o espaço onde está o nosso corpo e depois fazemos referências ao objeto físico e ao espaço que permite que nos movamos, evitemos obstáculos etc. É assim a formação da corporeidade humana. Angela Ales Bello continua mostrando-nos que:

> Esse é o primeiro nível, e o importante é que registramos isso, portanto não existe somente interioridade e exterioridade, mas interioridade, exterioridade e esse terceiro momento que é o registro dos atos, aquilo que nos possibilita ter consciência. Entre esse ato, sabemos que existem os que são do impulso, dos instintos e das reações, nós os sentimos, registramos o ato, o sentir, e por isso mesmo temos uma reação; porque, mesmo de forma imediata, nós avaliamos a situação e notamos que ela se apresenta com determinadas características. (ALES BELLO, 2006, p. 38-39).

Por isso, na redução fenomenológica, primeiro analisamos cada ato, os atos concretos, a consciência corpórea que é preliminar a tudo e só depois formulamos o conceito e ajudamos ou não a pessoa atendida.

2.7.3 Vivências do psíquico

O ato vivenciado conecta as três dimensões corpo, psique e espirito, na estrutura do ser humano, que é universal, mas ativada de modo individual e pessoal. Podemos nos perguntar por que a nossa estrutura humana é ativada apenas pela pessoa humana individual, se ela está presente em todos os seres humanos? Vamos voltar um pouco e lembrar de alguns conteúdos da consciência humana em Fenomenologia, que nós já estudamos. Primeiro porque, antes dos atos perceptivos e atos reflexivos, existe um caminho no fluxo das vivências, anterior a percepção, que Husserl chama de síntese passiva, onde nós reunimos elementos sem nos darmos conta de que o estamos fazendo; e, ali, apreendemos o objeto em sua unidade fazendo operações que estabelecem continuidade e descontinuidade, homogeneidade e heterogeneidade etc., sem nos darmos conta, porque são operações que cumprimos num nível passivo.

Antes de percebermos tivemos que exercitar algumas operações como: distinguir entre um objeto e outro, estabelecer continuidade e descontinuidade, homogeneidade e de heterogeneidade para com os outros objetos. Esse é um aspecto da redução fenomenológica que serve como base para entendermos como uma determinada pessoa vivenciou aquela percepção (psicofísico) e ou tomou determinada decisão (espírito). São atos dos quais temos consciência, mas ainda não fizemos uma reflexão sobre eles, mas isso não quer dizer que vivemos passivamente.

A passividade a que Husserl se refere é que não nos damos conta de que já cumprimos num nível passivo várias operações antes de percebê-las; e que, para a consciência, aparece somente a percepção do já constituído e registrado nos níveis mais altos desse processo. Quando conseguimos descrever o processo, sabemos o que fizemos no nível passivo. Para a psicopatologia esse é um ponto muito importante do trabalho de Husserl, pois nos dá a possibilidade de conhecermos também o que existe no nível passivo e compreender os aspectos constitutivos das operações que fazemos. Eu diria que esse caminho desvenda a verdade. Agora podemos entender o porquê de Angela Ales Bello (2006) apresentar que devemos olhar para o corpo humano como sendo não pertinente à natureza humana.

Nas vivências do psíquico, podemos observar que o espírito se abre em duas direções: a primeira ao mundo-da-vida que é experienciado e a segunda para a subjetividade, nos atos empáticos, em que encontramos os valores humanos.

É na realidade psíquica que se distingue consciência e psique. Isso quer dizer que a psique tem mecanismos com leis causais, que são a parte da passividade conhecida por meio das vivências. Também tem a parte da atividade, que são a vida espiritual e a motivação como lei fundamental da esfera ativa da psique que a fenomenologia chama de espírito. Identificamos também, outras vivências que não são de caráter psíquico nem da ordem corpórea, que nos fazem entrar na esfera do espírito. São as vivências das reflexões, das decisões, das avaliações, do controle, que são os aspectos das faculdades que dizemos superiores: da razão, da vontade e do espírito propriamente dito. Nós, seres humanos, na nossa estrutura universal, somos estas três dimensões, mesmo potencialmente, mesmo que as dimensões da psique e do espírito não sejam ativadas.

Novamente, é preciso lembrar aqui que Edith Stein parte da análise do indivíduo na esfera passiva para chegar às leis fundamentais da vida psíquica, também examina em termos novos a diferença entre atos livres e impulso, e faz também uma análise da comunidade. Para ela há uma relação entre a esfera passiva da psique e a esfera ativa da psique, que nos dá consciência dos objetos externos relacionados ao nosso corpo. A lei que rege a esfera passiva da psique é a lei da causalidade; uma causalidade não mensurável, de tipo qualitativo. E a lei que rege a esfera ativa da psique que chamamos de espírito é a motivação. São duas leis, são duas regras: as da psique e as do espírito.

A dimensão da psique, ou anima sensível como denomina Stein, relaciona-se à atividade reativa e instintiva a estímulos externos, que de certa forma compartilhamos com os animais. O estado vital e o sentimento vital são os dados imanentes, fundantes dos fenômenos da psique. Deles temos as vivências. Por exemplo, o bem-estar e o mal--estar são estados vitais porque estão dirigidos a algo e possuem uma intencionalidade inferior, não ativa. Enquanto a dimensão da psique denominada de anima espiritual, envolve a atividade intelectual e voluntária, que implica em liberdade e confronto com os estímulos externos.

2.7.4 Vivências do espírito

O espírito, ou seja, a razão ou intelecto, com sua vida intencional ordena a matéria sensível em uma estrutura e faz com que o seu olhar penetre o interior do mundo dos objetos. Além de perceber por meio da intencionalidade, o ser humano também é capaz de fazer uma reflexão sobre o que se apresenta para ele. A pessoa humana além de perceber os objetos que estão diante dela, também percebe toda a sua vida. É capaz de conhecer o que está ao seu redor usando sempre de sua vontade, e, também daquilo que deseja conhecer. O espírito, a razão, o conhecimento e a vontade em Fenomenologia, são relações recíprocas.

Dirigir-se a algo que se mostra, significa que esse algo tem intencionalidade e sentido para o eu; só que agora na esfera ativa da psique, isto é o espírito em Fenomenologia. O espírito é a classe das apreensões ou dos atos que iniciam a vida espiritual, pois eles têm um significado mais amplo da vivência intencional do que, os atos do fazer específico, como na esfera passiva da psique. No espírito se apresenta um novo tipo de conexão: a lei da motivação.

Na esfera passiva da psique o ser humano não se dá conta, não olha para os dados psíquicos, não se fixa no que lhe é dado, mas faz uma apreensão contínua que vai acrescentando dados e se chama apercepção. Na percepção, o eu fixa com atenção ali no que lhe é dado e apreende; na apercepção não. Quem faz a apreensão, apercepção, síntese e motivação, somos nós, é o nosso eu, o nosso espírito. Estes são atos do eu, e é muito importante entender que há uma diferença entre o bem-estar do estado vital e o bem-estar dos atos que o eu realiza, com os atos do espírito.

O espírito ultrapassa o mundo objetivo e o indivíduo humano e não se submete a lei da interpretação como pertinente à natureza, porque sua natureza é outra; é a vida espiritual que supera a sua fonte psíquica (ALES BELLO, 2015).

Com os atos e suas motivações, Husserl e Stein afirmam que tem início o reino do sentido e da razão, onde já existem o certo e o errado, a evidência e a não evidência. Na Fenomenologia razão não é uma faculdade humana do modo como aprendemos e como estamos acostumados a ouvir. A razão é justamente o sentido e também a evidência.

2.7.5 Vivências da alma

O termo espírito na fenomenologia, não se restringe a uma dimensão religiosa, como estamos acostumados a entender; mas é usado por Husserl e Edith Stein como: aquilo que é específico do humano e que se refere aos atos de consciência. Espírito indica algo da alma, a potência da alma. Indica que o ser humano tem algo em si que não é corpo, nem psíquico, nem espírito, que é fundante da sua pessoa, que é invisível e que o aproxima de outras realidades como de Deus, que é Espírito por excelência, ou dos anjos, que são espíritos puros, esse algo é a alma humana ou alma racional ou a alma espiritual.

Vou repetir aqui, a definição de alma do filósofo Juvenal Savian Filho no livro *Psicologia com alma*, que, depois de fazer um texto magnífico sobre o tema da alma, na Fenomenologia de Edith Stein, brinda-nos com essa definição:

> É uma qualidade perene, é sua condição mesma. Cada ser humano é, por seu modo de ser e agir, uma expressão de sua identidade mais íntima e singular. Não se trata de dizer simplesmente que cada alma se exprime por meio do corpo, mas que aquilo que se vê em alguém é expressão de seu ser inteiro. O que a pessoa é, é expressão de si, da sua unidade corpo-alma. Ela também é dotada de caráter, de um traço de personalidade e comportamento inteiramente seu e característico da abertura para dentro tal como vivida unicamente por ela. (SAVIAN FILHO, 2019, p. 45).

Cada ser humano tem uma estrutura pessoal igual aos outros seres humanos, mas também é único como pessoa; e é uma criatura espiritual que se caracteriza diferentemente de outras criaturas espirituais, como os espíritos puros os anjos, por exemplo. O que vai diferenciar as almas humanas dos espíritos puros é o que Edith Stein chama de centro do ser ou núcleo pessoal, e isso também diferencia o ser humano de todos os outros seres da natureza. A natureza espiritual que vemos no ser humano, e que não está presente nos animais, nem nas plantas, dá ao ser humano a possibilidade de experimentar toda a sua corporeidade e ser consciente de si mesmo; sabe que tem um eu, chama a si mesmo de eu, e essa é a sua diferença essencial. Nunca poderemos fazer essa afirmação de um animal.

O ser humano tem atos de reflexão e sabe discernir o que acontece com ele e também aquilo que acontece com os outros. Ele pode se dar conta da unidade profunda que existe entre seu corpo, sua psique e seu espírito, com isso, pode tomar decisões, sentir-se livre para fazer determinadas coisas e escolhas porque é um ser espiritual.

Edith Stein nos mostra que na matéria encontram-se duas forças: a força física, que significa a força imanente na matéria, que é uma força sensível presente no corpo, ou a potência presente na matéria que se torna ativa nos movimentos. E também, a força espiritual que é uma força interior vital, que permite mais ou menos ânimo na vida de cada pessoa, essa força vital espiritual se refere ao espírito; são dois tipos de forças com características diferentes.

Na unidade entre corpo e psique que forma o corpo vivente se localiza a força vital sensível, a força física, e na unidade entre psique e espírito está a alma; e na parte mais profunda da pessoa está a alma da alma, ou núcleo pessoal onde reside a força espiritual, sua motivação, sua liberdade e seu querer agir em vista do bem e da verdade.

A alma é a forma substancial do corpo, e permite que o corpo seja vivente e animado. A alma da alma é o seu núcleo pessoal, onde há uma identidade não confundível. A identidade está no mais profundo da pessoa, na sua interioridade mais central, onde a pessoa é singular (SBERGA, 2014).

Quando o ser humano é gerado e nasce, traz consigo, inato, em potência, tudo o que é próprio de um ser humano como: traços pessoais ligados à sua raiz interior e a uma forma substancial, recebe por hereditariedade certos traços típicos determinados pela sua descendência e pela sua cultura, mas este novo indivíduo não é uma mera combinação de partes ajuntadas exteriormente. Ele é uma particular unidade psicofísica que tem uma alma humana como centro da existência e forma dominante; e toda essa potencialidade precisa ser desenvolvida (SBERGA, 2014).

O núcleo da pessoa é responsável pela atualização da dinâmica da pessoa humana de modo único e singular, na unidade entre o corpo, a psique e o espírito, dando soluções únicas e irrepetíveis às suas vivências, num processo de formação e constituição da sua própria pessoa, que é infinito. "Um eu que deseja profundamente ser si mesmo, um eu que pode identificar-se com a vida pulsante no âmago de si mesmo, centro pessoal fundamento de nossa própria personalidade, dinâmica do corpo, da psique e do espírito pessoais". (MAHFOUD, 2019, p. 144).

A vida espiritual de uma pessoa é determinada pela singularidade desse núcleo da pessoa; e, nada, nenhuma capacidade humana, consegue apreendê-lo na sua inteireza.

> O eu tem o seu percurso espiritual, não redutível à corporeidade e a psique, mas vive na pessoa integral; tem percurso espiritual, mas não desencarnado da pessoa ou acima da história. Trata-se de liberdade própria do ser humano, não de espiritualismo. É devido a essa unidade profunda entre todas as dimensões da pessoa que, mesmo com os limites da corporeidade, com ele posso tomar posições pessoais, dar direcionamento espiritual e, inclusive, aprofundar sempre mais a interioridade. (MAHFOUD, 2019, p. 150).

2.8 A RELAÇÃO INTRAPESSOAL E INTERPESSOAL NA ESTRUTURA HUMANA DO CORPO, DO PSÍQUICO, DO ESPÍRITO E DA ALMA

2.8.1 Motivação

A motivação é uma lei no âmbito mais geral que começa das operações que não são atos livres, nem voluntários. Começa já na apercepção, isto é, na esfera passiva da psique, e, inclui também as leis dos atos livres e voluntários. O eixo sobre o qual se apoia a motivação é sempre o eu.

A motivação, em seu significado geral, é a ligação que conecta os atos entre si. Não se trata de uma simples união, mas de uma vivência da consciência que provém de outra, ou seja, de uma vivência que se realiza baseada em outra, por querer de outra.

Existem dois níveis de motivações: o nível espiritual de grau elevado, ou seja, todas as motivações que se referem à atividade do eu, que se dão em ato, no nível ativo, portanto, tudo o que se refere a atividade do eu é espiritual. E as motivações da esfera psíquica, em que os movimentos são considerados passivos, porque os estados psíquicos ligados à força vital se dão em nós, acontecem em nós e, por isso, não são atos espirituais (ALES BELLO, 2015).

A motivação que vem desde a percepção e que não está ligada apenas aos atos voluntários, ainda que estes atos sejam os mais importantes, é uma atividade espiritual que compõe o universo dos atos psíquicos com motivo, por isso, quando analisamos a vivência, sempre temos que examinar os motivos pelos quais aquele ato foi realizado.

A relação entre ato e motivação se dá quando o eu, ou a consciência com as vivências, se dirige a um objeto, e este não é um objeto vazio, mas um objeto que tem sentido para o eu. Essa é a intencionalidade; que é o conteúdo de sentido. Porém, nem sempre uma coisa nos é dada com conteúdo de sentido completo. Nesses casos o nosso eu faz um trabalho de completar essa percepção com outras percepções que não temos e faz um vínculo de motivação para ter o conteúdo de sentido. Esse movimento é a motivação (ALES BELLO, 2015).

Quando decidimos alguma coisa, estamos fazendo uma escolha que se refere à atividade do eu, que é espiritual. Na motivação explícita, por exemplo, o eu, numa dedução, move-se a partir de certas premissas para chegar a uma consequência e reconhece esta última fundamentada nas premissas e dá crédito. A motivação é um vínculo, um liame de atos, um liame de vivências (ALES BELLO, 2015). Os atos psíquicos sempre têm uma motivação, por isso, não podemos nos voltar somente para a psique, precisamos considerar também a dimensão do espírito, cujo território é a relação entre fenomenologia transcendental e psique. Essa percepção se realiza porque há uma apreensão antes, pois o eu realiza certo ato porque já realizou outro antes, implícita ou explicitamente.

No entanto, a cada momento há a possibilidade de conduzir o sentido à realização de sentido e de tirar conclusões por meio da motivação, sem que o conteúdo de sentido nos permita distinguir os motivos como estímulos no nível psique, ou dos motivos enquanto motivos racionais no nível do espírito. Por exemplo, quando digo: eu vou para entender o porquê; faço uma escolha, decido ir; essa é uma motivação de grau elevado, mas, apenas o impulso para ir ver, que é também um movimento de curiosidade, segundo Stein, não apresenta uma verdadeira causalidade, porque há uma motivação ali, que não está ligada aos atos voluntários mais importantes.

2.8.2 Uso da liberdade

O que caracteriza um ato livre como ato de um ser espiritual é ser este ato motivado e não causado (ALES BELLO, 2015). Um dos movimentos mais importantes para o ser humano é o de voltar-se para algo. O voltar-se-a ou dirigir-se para. Esse movimento pode ter sido estimulado por um impulso psíquico passivo, como na motivação no nível da psique, ou ativamente como na motivação de nível espiritual de grau elevado que se referé à atividade do eu. O ser humano pode aceitar ou rejeitar esse impulso, pois a liberdade já está presente nessas expressões mínimas da dimensão espiritual.

Ser livre significa ser ativo e poder escolher desde os impulsos que nos colocam em relação com os objetos. Essa capacidade de voltar-se para e escolher nos diversos âmbitos da escolha, mesmo nas liberdades mínimas que se referem ao nosso contexto existencial, não excluem os obstáculos.

Quando um impulso leva a, antes do ser humano parar para refletir e decidir, Edith Stein diz que não é um ato humano, embora realizado por um ser humano, isto porque este estímulo sendo produzido pela esfera emotiva tem uma atividade mínima de dirigir-se para algo enquanto estímulo, em que os movimentos são considerados passivos. Por exemplo, quando dizemos que fomos arrastados, levados, se o motivo for avaliado, julgado, este será um estímulo do tipo emocional, nível passivo. Para Edith Stein: os atos humanos propriamente ditos são os atos espirituais livres, isto é, têm aceitação e refutação.

Aceitar sem refletir não seria liberdade, porque não se trata apenas de fazer ou recusar fazer algo, mas de fazê-lo ou recusá-lo cônscio de. Isto quer dizer que em cada aceitação ou refutação das tomadas de posição espontâneas têm um motivo e um fundamento.

2.9 REDUÇÃO FENOMENOLÓGICA

2.9.1 Método fenomenológico

A investigação da clínica fenomenológica exige que o psicoterapeuta seja ao mesmo tempo, fenomenólogo e psicólogo. Terá que compreender a partir de dentro de si mesmo e do outro, a compartilhar a experiência, e, propor por meio de uma argumentação baseada no vivido evidenciado da pessoa atendida, as possibilidades de enfrentamento daqueles problemas mentais, agindo com um estilo diferente, mas compreensível de convivência. O porquê do agir diferente ou do argumentar com um agir diferente são as vivências que fluem durante a análise, elas não estão paradas.

É na consciência que iremos buscar evidenciar a vivência focada na psicoterapia, com a redução fenomenológica. É sempre descritiva, conhecer não é simplesmente aprender, receber informações, mas é agir usando a liberdade.

A Fenomenologia nunca restringe, nunca controla, ou mede, ou julga, ou impõe; nem interpreta, ou se fecha, sobre a realidade que investiga, ela sempre olha para a realidade sem pré-conceitos, ela sempre abre os horizontes. É ainda importante lembrar que para a Fenomenologia, a consciência não está somente no corpo, na psique ou no espírito, mas "é um ponto de convergência das operações humanas" (ALES BELLO, 2006, p. 45). E esse ponto de convergência só é possível de se acessar na intersubjetividade.

O que é possível na redução fenomenológica é um trabalho conjunto entre terapeuta e pessoa atendida, numa relação de confiança e de abertura, onde os atos perceptivos tanto do terapeuta, como da pessoa atendida, vão se dando tanto fora, quanto dentro deles, ambos sabendo com clareza quem cada um é, para depois, tanto o terapeuta quanto a pessoa atendida, olharem-se para as suas pessoas fora deles, sabendo que ela existe e está fora deles, mas enquanto percebida por cada um deles, aquela pessoa está dentro de cada um deles, porque ambos sabem que ela existe.

Esse movimento aqui descrito é o movimento ao qual a Fenomenologia chama de entropatia. A redução fenomenológica, não pode prescindir da entropatia ou em português, da empatia. "Edith Stein não dá uma definição única, não analisa a empatia em si, mas por contraposição a outros atos da consciência, pura. Ela diz primeiro o que a empatia não é, para dizer apenas por contradição, o que a empatia é" (SAVIAN FILHO, 2014, p. 31).

Para nós psicoterapeutas, o mais importante na redução fenomenológica, é compreender o movimento que se faz entre o psicoterapeuta e a pessoa atendida. Compreender esse movimento implica que o psicoterapeuta não precisa estar dentro da pessoa, mas precisa estar nele mesmo e ao mesmo tempo ter clareza que não é só ele que faz a experiência daquela vivência ali focada, mas, que a pessoa atendida também está fazendo a mesma vivência, e que a vivência focada é da pessoa atendida.

Assim, ao mesmo tempo o psicoterapeuta e a pessoa atendida vivenciam juntos, por meio da empatia, da intuição, da percepção e das outras capacidades do espírito humano ali envolvidas, aquela vivência que está focada. O terapeuta não vivencia no lugar da outra pessoa, ele vivencia com ela o que para ela faz sentido naquela vivência.

Por isso, enquanto se está fazendo a redução fenomenológica, o psicólogo precisa deixar de lado tudo o que sabe, tudo o que pensa, tudo o que quer, tudo o que lhe ensinaram e se concentrar só no que foi vivido ou está sendo vivido por aquela pessoa que está sendo atendida por ele.

Compreender na redução fenomenológica quer dizer: reviver em nós o processo dentro e fora, agradável e/ou desagradável, devo ou não devo etc., que a outra pessoa está vivenciando naquele momento, da mesma forma como nos concentramos para resolver na matemática, o que está entre parênteses.

Buscar como as coisas aconteceram na primeira vez que foram percebidas e como foi feito o registro dessa percepção. Esse fundamento não é dado naquilo que o psicoterapeuta já sabe, ou no que ele estudou, ou no que ele pensou etc.; por isso faz-se uma suspensão de tudo o que se sabe, de tudo o que já se conhece, coloca-se entre parênteses e se começa a busca do verdadeiro fundamento da vivência para aquela pessoa que estamos atendendo, indo às coisas mesmas buscando o sentido. Faz-se isso para verificar se o que foi colocado entre parênteses tem um fundamento; ou por não se estar seguro de que algo seja um fundamento.

Interessa-nos descobrir o sentido da realidade vivida para aquela pessoa. Buscar o sentido sem negar a existência. Como já sabemos, esse caminho é formado de duas etapas: (1) A busca do sentido do fenômeno: que é a redução eidética; (2) e a busca de como é o sujeito que busca o sentido: que é a redução transcendental, como vimos nos exemplos de cada funil na primeira parte deste livro. Passo a passo chegaremos com a pessoa atendida a uma consciência completa, para ela, de cada vivência focada.

A dificuldade de se fazer a redução fenomenológica não está no método. A maior dificuldade está no psicoterapeuta, a quem cabe ter um desenvolvimento pessoal maduro e sadio que lhe permita uma abertura ao acolhimento da pessoa atendida, do jeito que ela dá conta de se manifestar, ajudando-a sem interferir no conteúdo que ela manifesta. Ao equilíbrio do ser humano basta a vivência da verdade que permeia toda criação universal.

2.9.2 Distinção entre pessoa e matéria: empatia

Como já foi abordado anteriormente na primeira parte deste livro e por ser um assunto de grande importância para a Fenomenologia e, ainda, ser condição para se fazer a redução fenomenológica, proponho ao grupo de estudos aprofundar o estudo da empatia, em um outro momento, com todo o cuidado e abrangência que esse assunto exige de nós. Peço a compreensão de todos. Obrigada.

O ato da empatia, pensado por Edith Stein no registro da consciência e designado por ela como o ato pelo qual o eu pode conhecer a experiência alheia, permite afirmar a intersubjetividade humana e garante uma visão não solipsista do mundo e nem do próprio eu que conhece.

2.9.3 Ato clínico

O ato clínico envolve como já vimos a ativação da estrutura universal e pessoal por cada ser humano de forma única. Na redução fenomenológica essa vivência se dá sempre presencialmente na relação do psicoterapeuta e pessoa atendida em consultório. Também outros aspectos estão envolvidos no ato clínico, como: sigilo terapêutico, consentimento livre e esclarecido da pessoa atendida, o vínculo terapêutico, e a ética profissional. Por esses motivos não será possível apresentar aqui um exemplo concreto de uma sessão de psicoterapia fenomenológica completa.

Caros colegas, penso ser importante falar aqui da minha experiência, sobre os sofrimentos mais frequentes encontrados nas nossas psicoterapias. Estes, são os sofrimentos onde a imaturidade física e psíquica, o engano, a ignorância ou ainda o desconhecimento da estrutura constitutiva da pessoa humana, não permitem à própria pessoa perceber o amor com que foi amada. Neste grupo de sofrimentos humanos estão a maioria dos assuntos trabalhados pelo psicoterapeuta e/ou psicólogo em geral.

Encontramos com muita frequência também, os sofrimentos onde a pessoa foi atingida pelo ódio, pelo desamor de outra pessoa, que são os crimes. Os crimes são as atitudes das pessoas que querem eliminar a qualquer custo a outra pessoa.

Ainda um outro grupo, se constitui naquele onde encontramos os sofrimentos psíquicos, que geralmente chamamos de "psiquiátricos". Neste grupo estão todos os sofrimentos psíquicos classificados como transtornos, pesquisados na mais profunda estrutura fundamental da pessoa humana, e que precisam do uso contínuo de medicação apropriada. Nos casos em que a pessoa do atendido ainda não esteja sob os cuidados de um psiquiatra é imperativo o encaminhamento para o psiquiatra de sua confiança ou indicado.

Outra experiência que penso ser importante relatar para vocês são algumas compreensões que me foram evidenciadas nos atendimentos psicoterápicos que tenho feito e que podem ajudar a todos nós psicólogos, nas apreensões dos sofrimentos das pessoas que nos buscam e/ou pedem a nossa ajuda, que é a compreensão pela pessoa atendida da sua inadequação na relação com as outras pessoas e consigo mesma. Essas inadequações, me parecem, são de dois tipos:

1. A distorção na percepção do amor com que foi amado pelo outro.

2. A percepção do ódio do qual a pessoa atendida foi vítima.

A compreensão in loco dessas vivências, o esclarecimento da relação inadequada, a apreensão da relação adequada naquela vivência, a busca do sentido daquela vivência, a proposta de reconciliação com a pessoa do outro e o novo posicionamento da pessoa atendida em cada uma dessas evidências, me parece um caminho promissor que podemos percorrer sem medo, nas nossas lides psicológicas. Buscar o sentido de cada vivência e evidenciá-lo mediante um diálogo aberto, solidário e responsável, na realidade vivida de cada pessoa que está sendo atendida por nós, eis a nossa missão como psicólogos.

Nós psicoterapeutas precisamos saber como é o ser humano na sua estrutura complexa, nas suas capacidades, nos seus limites, para só depois poder dizer como o ser humano é feito, como nos sugere o positivismo. Nós precisamos nos convencer que o ser humano compreende muitas coisas, mas não se compreende dentro dessa posição positivista. É um engano pensar que existe uma Psicologia pura como ciência positiva; isto porque a ciência positiva não é a única base da Psicologia e também porque a Psicologia não nasce só dos fatos. A Psicologia precisa aproximar-se da Filosofia para que ela nos mostre como é o ser humano completo e pleno.

Edmund Husserl, Edith Stein, Angela Ales Bello e tantos outros, inclusive autores e pesquisadores brasileiros, como os aqui são mencionados, que já nos precederam, são muito capazes e competentes nesta tarefa de se poder perceber, conhecer e entender a pessoa humana na sua totalidade, unicidade e complexidade. Eles traçaram para nós direções seguras por onde poderemos caminhar com tranquilidade e liberdade. Com essa ajuda, e com a pessoa humana colocada no centro da Ciência da Psicologia, podem ter certeza, o agir psicológico se torna mais apaixonante e fácil; e certamente cometeremos menos erros, nos usos que fazemos dos nossos métodos psicológicos.

Agradeço com profundo reconhecimento a atenção e dedicação de cada um(a) de vocês.

Obrigada.

REFERÊNCIAS

ALES BELLO, A. **Introdução à fenomenologia**. Bauru: Edusc, 2006. 106p.

ALES BELLO, Angela. **Pessoa e comunidade**. Comentários: psicologia e ciências do Espírito de Edith Stein. Belo Horizonte: Artesã, 2015. 158p.

AVIZ, J. B. **Deus uno e trino na doutrina da Igreja Católica e na doutrina de outras igrejas cristãs**. Apostila de aulas proferidas no Instituto Católico de Psicologia e Pesquisa. Ponta Grossa: [s. n.], 2001-2003.

BICUDO, M. A. V.; ANTUNEZ, A. E. A. (org.) **Fenomenologia, psicopatologia e neurociências:** e a consciência? Seminários com Angela Ales Bello. Universidade de São Paulo. Catalogação na publicação Biblioteca Dante Moreira Leite, Instituto de Psicologia da Universidade de São Paulo. São Paulo, 2016. 130 p.

BRUNS, M. A. T.; HOLANDA, A. F. (org.). **Psicologia e fenomenologia**: Reflexões e Perspectivas. Campinas: Alínea, 2003.

HUSSERL, E. **Meditações cartesianas – Introdução à fenomenologia**. São Paulo: Madras Editorial, 2001. 172p.

HUSSERL, E. **Europa:** crise e renovação. Obras de Edmund Husserl. A crise da Humanidade Europeia e a Filosofia. Tradução de Pedro M. S. Alves e Carlos Aurélio Morujão. Editados por Walter Biemel e Thomas Nenon/Hans Rainer Sepp. Lisboa: Centro de Filosofia da Universidade de Lisboa, 2006a. 156p.

HUSSERL E. **Ideias para uma fenomenologia pura e para uma filosofia fenomenológica**: Introdução geral à fenomenologia pura. Aparecida: Editora Ideias & Letras, 2006b. 383p.

HUSSERL, E. **A crise das ciências europeias e a fenomenologia transcendental**: Uma introdução à Filosofia Fenomenológica. Rio de Janeiro: Forense Universitária, 2012. 436p.

KUSANO, M. B. **A antropologia de Edith Stein**. Entre Deus e a filosofia. São Paulo: Ideias & Letras, 2014. 150p.

MAHFOUD, M. **Experiência elementar em psicologia aprendendo a reconhecer**. Brasília: Universa; Belo Horizonte: Artesã Editora, 2012. 248p.

MAHFOUD, M.; MASSIMI, M.(org.) **Edith Stein e a Psicologia – Teoria e Pesquisa**. Belo Horizonte: Artesã Editora, 2013. 470p.

MANGANARO, P. **Fenomenologia da relação**. A pessoa humana em Edith Stein. Curitiba: Juruá, 2016. 116p.

RUS, É. de. **A visão educativa de Edith Stein**. Aproximação a um gesto antropológico integral. Belo Horizonte: Artesã Editora. 2015. 142p.

SAVIAN FILHO, J. De que falamos quando falamos de alma? Fundamentos da descrição da vida psíquica, por Edith Stein. *In*: MAHFOUD, M. (org.). **Psicologia com alma:** a fenomenologia de Edith Stein. Belo Horizonte: Artesã Editora, 2019. 166p.

SAVIAN FILHO, J. **Argumentação:** a ferramenta do filosofar. São Paulo: Editora Martins Fontes, 2011. 80p.

SAVIAN FILHO, J. **Empatia, Edmund Husserl e Edith Stein**: Apresentações didáticas. São Paulo: Edições Loyola, 2014. 93p.

SAVIAN FILHO, J. **Filosofia do ser de Edith Stein**: Aula proferida na Universidade Federal de Minas Gerais. Belo Horizonte, 3 ago. 2017.

SBERGA, A. A. **A formação da pessoa em Edith Stein**: Um percurso de conhecimento do núcleo interior. São Paulo: Paulus, 2014. 423p.

STEIN, E. **Ser finito y ser eterno**: Ensayo de una ascensión al sentido del ser. Tradução de Alberto Pérez Monroy. Cidade do México: FCE, 1994. 553p.

STEIN, E. **Sobre el problema de la empatia**. Tradução de José Luis Caballero Bono. Madrid: Editorial Trotta, 2004. 141p.